PILATES

BASICS

PILATES
BASICS

PILATES
BASICS
필라테스 베이직

Jillian Hessel 지음
임은주 옮김

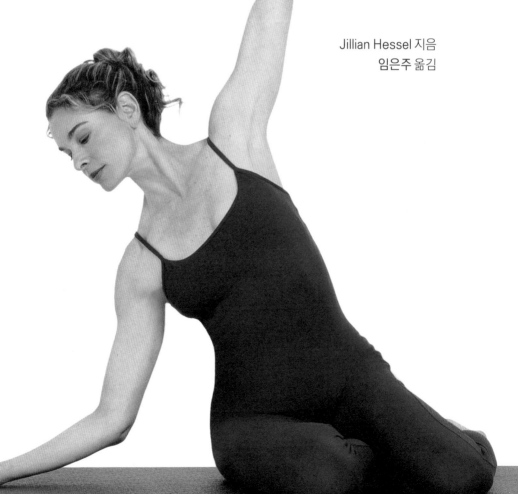

글로벌콘텐츠

CONTENTS

머리말

마사 그레이엄(Martha Graham) 무용단의 전 수석 무용수 펄 랭(Pearl Lang)은 내가 두 번의 큰 무릎 수술 후에 무용을 다시 시작할 수 있도록 조셉 필라테스(Joseph Pilates)를 찾아가 보라고 권유했다. 1954년으로 거슬러 올라가 생각해보면, 조셉 필라테스가 (그의 아내 클라라와 함께) 내 삶에 얼마나 큰 영향을 미칠지 그때는 전혀 몰랐다.

나는 조셉 필라테스 선생님과 함께 공부하게 되었고, 조셉은 나와 로리타 산 미구엘(Lolita San Miguel)을 위해 필라테스 커리큘럼을 만들어 주었다. 그리하여 우리는 뉴욕 주립 대학을 통해 조셉 필라테스의 운동법을 지도할 수 있는 자격을 얻었다. 1972년, 나는 맨해튼 미드타운에 있는 헨리 벤델스 백화점에 위치한 필라테스 스튜디오를 인수했고, 1972년부터 1988년까지 스튜디오를 운영했다. 그 기간 동안 나는 필라테스 전 단계의 일종으로 워밍업 단계인 프렙코스(prep-course)를 만들었다. 이 프렙코스는 (대부분) 내 수업을 듣는 여성들이 보통 가지고 있는 정신없는 수퍼우먼 증후군을 벗어나 필라테스를 하면서 조용히 집중할 수 있는 능력을 길러주었다(또한 프렙코스 덕분에 나의 작은 스튜디오에서도 회원의 흐름에 보조를 맞출 수 있었다).

1981년 질리언 헤셀(Jillian Hessel)이 내게 왔을 때, 그녀가 나에게 "어떻게 해야 할지 모르겠어요."라고 말했던 것을 기억한다. 그녀는 수년간의 혹독한 발레 훈련으로 등이 어긋나 숨조차 제대로 쉴 수 없었다. 그녀는 몸과 코어의 힘이 별로 없었고 복부도 약했으며 등 근육이 완전히 불균형했다. 그 비뚤어진 몸을 어떻게 해야 할지 방법을 알아낼 때까지 시간을 효율적으로 써야 했기 때문에, 그녀의 호흡을 연구하기 시작했다. 일단 숨을 제대로 쉬는 법을 가르친 뒤 그녀가 정말 필요로 하는 프렙코스로 넘어갔다.

질리언은 처음에는 회원으로서 왔지만, 이후 나의 수습 강사가 되었다. 그녀는 현재 22년 동안(현재는 거의 40년 가까이 지도하고 있음) 필라테스를 가르치고 있으며, 1988년부터 로스앤젤레스에서 'well-tempered workout'이라는 필라테스 스튜디오를 운영하고 있다. 이후 그녀는 수많은 필라테스 강사를 길러냈다.

그녀는 부상을 당해서 재활을 하려 나에게 왔지만 그것이 오히려 그녀의 필라테스 운동을 더 창의적으로 만들었고, 인내심을 지닌 선생님이 되도록 도와주었다. 질리언은 필라테스의 개념을 자신의 몸에 도입하기 위해 열심히 노력했다. 잘못 정렬된 허리를 다시 훈련하기 위해서는 처음부터 다시 시작해야 했기 때문에 그녀는 초보자의 잠재적인 두려움과 고통, 좌절감을 진심으로 이해하고 있었다. 아직도 질리언의 좋지 않은 등 상태가 눈에 띄지만 당신은 찾기 어려울 것이다. 그것이 바로 필라테스의 힘이다.

독자인 당신은 나뿐만 아니라 질리언이 지도 받았던 모든 선생님으로부터의 배움을 통해 많은 것을 얻을 수 있다. 교육에 대한 영감을 지속적으로 받기 위해 모든 선생님이 그랬던 것처럼 그녀 역시 계속 공부해 왔다는 것을 알고 있다. 조셉과 클라라 필라테스(Clara Pilates)의 정신을 이어간 질리언이 자랑스럽다. 그녀는 빔 원리(B.E.A.M. Fundamentals)라는 자신만의 방법으로 필라테스를 쉽고 재미있게 그리고 안전하게 진행한다. 이 책은 초보 강사나 회원이 건강하고 안전한 최고의 방식으로 클래식한 필라테스 매트 동작들을 수행할 수 있도록 알려줄 것이다. 이 책이 당신을 움직이고, 보고, 기분이 좋아지도록 격려해 줄 것이라고 확신한다.

마지막으로, 내가 학생들에게 말하기 좋아하는 이 말을 해 주고 싶다.
"계속 해!"

캐서린 스탠포드 그랜트(Kathleen Stanford-Grant)

필라테스 지도자

뉴욕대학교 티시(Tisch) 예술학교, 2002년 11월

그녀는 이 책 『필라테스 베이직(Pilates Basics)』의 원본이 출판된 이후, 2010년 5월 27일에 세상을 떠났다. 필라테스를 하는 이 세상 모든 사람이 아직도 그녀를 그리워하고 있다.

감사의 글

이 책이 결실을 맺을 수 있도록 도와주신 많은 분께 감사드린다. 첫째, 수년간 꾸준히 책을 써야 한다고 말해 온 학생들이 많다. 나는 항상 우쭐했고 그들에게 감사했지만, 사실은 어떻게 해야 그런 야심찬 프로젝트를 추진할 시간을 낼 수 있을지 궁금했다. 그러던 2002년, 가이암(Gaiam)의 프로듀서인 안드레아 레스키(Andrea Lesky)가 내 앞에 나타났다. 그는 큰 아이디어를 가진 사람이었다. 만약 나에 대한 그의 전적인 믿음과 나를 돕기 위해 만들어진 훌륭한 조력이 없었다면, 아마도 당신은 이 책을 손에 들고 있지 않았을 것이다.

론 더하코피안(Ron Derhacopian)은 이 책을 위해 멋진 사진을 찍었고, 헬렌 제퍼스(Helen Jeffers), 셰리 버먼(Sherri Berman), 제티 슈츠만(Jetty Stutzman)은 내가 사진에 필요한 동작을 잘 수행할 수 있도록 도와주었다. 셰릴 몬텔(Chery Montelle)은 내가 "내 갈비뼈를 뽑도록"이라고 동작을 지도감독하면서 자극을 준 변함없는 감독이었다. 셰릴은 또한 이 책을 위해 찍은 수백 장의 사진을 분류하고, 선택하고, 배열하는 것을 도왔다. 미카엘 살라자르(Mikael Salazar)는 2003년 가이암과 로데일 출판사가 공동으로 출판한 원서의 연습 지침서의 기술적인 작성과 지침서의 대략적인 초안을 가지고 헤아릴 수 없을 정도로 도와준 컴퓨터 천재였다.

새롭게 출판되는 『필라테스 베이직』은 여전히 아름다운 책이기 때문에 내용이 변경되지 않았고, 사실상 현재 그 어떤 사진도 다시 찍고 싶지 않다! 요즘에는 작은 비버리힐즈 스튜디오에서 필라테스를 지도하고 있다. 또한 전 세계 필라테스 선생님을 위한 워크샵을 지도하고 있고, 필라테스 전문 지도자를 위한 멘토링 프로그램도 지속적으로 진행하고 있다. 1981년 캐롤라 트리어(Carola Trier) 스튜디오에서 필라테스를 가르치기 위해 수습 강사로 일하기 시작한 때부터 지금까지 수년간 가르쳐온 수많은 학생에게 감사하다고 말하고 싶다. 이 책을 쓸 수 있는 지식과 경험을 얻게 된 것은 바로 그 학생들을 가르치면서부터이다. 우리가 함께 기다릴 가치가 있는 특별하면서도 매우 가치 있는 교육 자료를 만들었다는 것에 대해 모두가 나만큼 만족하기를 바란다.

- 질리언 헤셀, 캘리포니아 비버리 힐즈, 2017년

옮긴이의 글

저에게 좋은 책을 번역할 수 있는 기회를 주신 질리언 헤셀(Jillian Hessel) 선생님에게 깊은 감사를 드립니다. 또한 이 책의 번역을 진행하기 위해 진심이 담긴 응원을 해주시고 출판으로 이어질 수 있게 조력해주신 한국체육대학교 유임하 교수님 그리고 저자와의 계약과 출판을 도와주신 글로벌콘텐츠에게도 진심으로 감사드립니다.

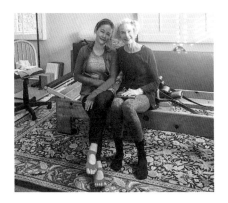

2018년, 미국 라스베이거스에서 열린 미국필라테스연맹(Pilates Methods Alliance, PMA)의 연간 컨퍼런스에서 포스터 학술 발표를 하기 위해 날아갔을 때의 일입니다. 아침 일찍 모닝수업을 매트로 시작하시는 질리언 선생님을 그때 실물로 처음 뵈었습니다. 유난히 눈에 띄었던 반짝이는 은발의 질리언 선생님에 대한 기억이 아직도 생생합니다. 수십명이 넘는 강사들을 카리스마 넘치는 지도를 통해 하나로 이끄는 모습 역시 인상에 남았습니다. 제가 매우 존경하고 멘토로 삼고 있는 근막필라테스의 대가인 엘리자베스 라켐(Elizabeth Larkam) 선생님과 저녁식사를 하면서 우연히 지나치듯 인사를 나누었습니다. 아름답고 우아한 선생님을 또 뵙고 싶은 마음을 안고 한국에 돌아왔습니다. 이후 2019년 PMA 컨퍼런스에서는 선생님을 뵐 기회가 없었고 또한 코로나19의 유행으로 3년 이상 미국에 갈 기회가 사라졌습니다. 하지만 꾸준히 선생님의 활동을 온라인으로나마 볼 수 있었습니다.

2022년, 다시 라스베이거스에서 미국필라테스연맹(Pilates Methods Alliance, PMA)의 연간 컨퍼런스가 팬데믹 이후 3년 만에 개최되었습니다. 운이 좋게도 2022년 역시 학술포럼의 패널로 그리고 강연자로 초청받게 되었습니다. 하지만 질리언 선생님은 이번에도 참가하지 않으셨습니다. 개인적으로도 알고 싶고 수업을 받고 싶어 로스엔젤레스에 계신 선생님께 연락을 취했습니다. 컨퍼런스 이후 개인레슨 스케줄을 잡아 선생님을 뵈러 갔습니다. 선생님은 여전히 아름다우셨고 따뜻함으로 저를 맞

이하여 주셨습니다.

수업을 받고 나서 선생님과 이야기를 나누던 중 서재에서 선생님이 집필하신 저서를 발견했고 저는 선생님께 제가 감히 번역을 하고 싶다 말씀드렸습니다. 질리언 선생님은 흔쾌히 허락해주셨고 번역을 맡아 출판까지 하게 되었습니다. 질리언 선생님은 조셉 필라테스의 제자들로부터 많은 지도를 받으셨고 필라테스 역사의 한 페이지에 기여하신 분이기도 합니다. 선생님은 조셉 필라테스의 오리지널 캐딜락기구를 여전히 집에 보관하고 계셨고 저는 이것을 실제로 볼 수 있는 영광도 누렸습니다.

이 책을 한국어로 번역하게 된 목적은 질리언 선생님이 젊은 시절 작업하셨고 여전히 그 원리에 따른 지도를 하고 계신 내용을 제 동료와 후배들에게 전하고 싶었기 때문입니다. 그리고 훌륭한 선생님의 저서가 묻히는 것을 원치 않았습니다. 필라테스 관련 책이 많이 출판되고 있지만 조셉 필라테스의 제자들과 같이 공부하신 분들의 저서는 많이 알려져 있지 않습니다. 또한 '필라테스 베이직'이라는 타이틀 그대로 필라테스의 기본 중 기본을 우리는 어쩌면 간과하고 있지 않나 하는 생각도 들었습니다.

이 책은 입문자에게는 필라테스를 쉽고 재미있게 배우게 하고, 필라테스 강사에게는 초심을 잃지 않고 기본기를 다시 한번 다져갈 수 있는 레퍼런스 북 역할을 할 수 있을 것입니다. 질리언 선생님만의 이해하기 쉬운 운동원리에 따라 우리는 이것을 매일의 일상에서도 실천하며 건강하고 아름다운 삶을 가꿀 수 있을 것으로 생각합니다.

이 책은 필라테스에 관심이 있는 많은 독자가 집에서도 쉽게, 순서대로 진행할 수 있도록 단계별 프로그램으로 구성되어 있습니다. 또한 강사들은 질리언 선생님의 특별한 운동원리를 바탕으로 한 이 책으로 필라테스의 기본기를 또 다른 운동법으로 다져 보면서 매일의 운동을 할 수 있도록 안내하고 있습니다. 이 책을 통해 필라테스가 건강을 위해 매우 필요한 한 부분이 되어 많은 분에게 도움이 되길 바랍니다.

2023년 6월
임 은 주

필라테스: 새로운 나로 향하는 길
(The Road to a New You)

당신은 필라테스 운동 방법에 대해 들어봤을 것이고, 여기에 매우 큰 관심과 흥미를 느끼고 있을 것이라 믿는다. 아마도 우아하고 스타일리시하게 움직이고 길고 날씬하면서 유연한 몸과 같은 필라테스 동작들에 끌렸을 것이다. 하지만 당신은 필라테스가 정말 '나'를 위한 건지 궁금할 것이다.

답은 아주 간단하다. 필라테스는 모든 사람을 위한 것이다. 이 책에서는 당신이 운동을 할 때뿐만 아니라 하루 종일 수행하는 모든 작업 동안 더 잘 움직이는 자신을 발견할 수 있도록 신체적, 정신적 능력을 활용하고 개발하는 방법을 배울 것이다.

우리 모두는 무한하고 다양한 움직임의 가능성을 가지고 태어난다. 그리고 일상적인 활동을 하면서 자연스럽고 우아하게 움직일 수 있는 타고난 능력을 가지고 있다. 문제는 우리 대부분에게 있어 운동이라는 것이 바쁜 삶에 꼭 필요악이 되었다는 점이다. 하루 일을 끝내고 나면 너무 지치고 스트레스를 받기 때문에 운동을 위한 시간을 만들지 않는다.

만약 운동할 시간이 없다고 생각한다면, 이 책은 당신을 위한 것이다. 운동을 하지만 현재의 프로그램이 지루하거나, 원하는 결과를 얻지 못하고 있다면 이 책은 또한 당신을 위한 것이다.

책을 사는 이유와 체력 수준이 어떻든 간에 이 책을 통해 특별한 운동을 준비하자. 필라테스는 기초부터 시작해서 몸이 움직이는 방법과 이유에 대해 완전히 새로운 관점을 제공한다. 필라테스는 아마도 건강하다는 것이 무엇을 의미하는지에 대한 당신의 개념을 재정의할 것이다. 당신이 전혀 의식하지 못한 혹은 중요하게 생각하지 않은 근육을 균일하게 강화할 것이고, 희망을 포기한 근육 역시 길고 매끄럽게 할 것이다. 필라테스는 척추를 재조정하고 배를 평평하게 할 뿐만 아니라, 자세를 개선하여 10년 더 젊어 보이도록 4~5kg 정도 더 가벼워 보이게 할 수 있다. 간단히 말해서, 이 책을 활용하여 필라테스 연습을 규칙적으로 꾸준히 한다면, 앞으로 전혀 다른 몸을 느끼게 될 것이다.

'필라테스 베이직'이란?

필라테스 운동법이 매우 특별한 것처럼, 이 책은 책장에서 찾을 수 있는 다른 필라테스 책들과는 또 다르다. 이 책은 필라테스를 해본 적이 없는 초보자를 위한 것이기 때문이다. 처음의 두 장에서는 필라테스의 기본과 함께 조셉 필라테스가 어떻게 그의 방법을 개발했는지에 대해 배울 것이다. 또한 필라테스가 파워하우스라고 부르는 신체의 모든 중요한 부분을 확인하고 자신의 자세를 평가하는 방법에 대해 배울 것이다.

제3장에서는 저자가 제시한 B.E.A.M(Breathe, Energize, Align, Move) 원리로 운동을 시작할 것이다. 기초는 달리기 전에 걷는 법을 배우는 것과 같다. 그리고 이를 기반으로 클래식 필라테스 매트워크를 준비한다(B.E.A.M에 대해 더 자세한 내용은 다음 쪽에 나와 있다).

제4장에서는 기본 파트인 제3장에서 배운 모든 것을 조셉 필라테스의 클래식 매트워크 시리즈를 기반으로 하여 더 어려운 루틴으로 통합하면서 새로운 도전을 제시한다. 그리고 필라테스 연습을 일상 활동에 통합하는 데 도움이 되는 보조 운동을 담은 보너스 챕터인 제5장으로 마무리했다. 이 운동들은 5분 이내에 할 수 있기 때문에 일상생활에서 매일 할 수 있다.

오늘날 필라테스에 대한 나의 관점

나는 1981년부터 필라테스를 가르쳐 왔고, 조셉 필라테스에게 훈련 받은 1세대 선생님 중 절대적으로 최고인 캐서린 스탠포드 그랜트(Kathleen Stanford Grant), 캐롤라 트리어(Carola Trier), 론 플레쳐(Ron Fletcher), 이브 젠트리(Eve Gentry), 로마나 크라이자노프스카(Romana Kryszanowska)와 함께 공부할 수 있는 행운을 누렸다. 캐서린 스탠포드 그랜트와 이브 젠트리는 필라테스 워밍업 코스, 즉 프리필라테스(pre-pilates)라는 아이디어를 나에게 소개하는 데 중요한 역할을 했다. 그리고 론 플레쳐는 내가 호흡 조절 방법을 가르치는 데 지대한 영향을 주었다. 내 모든 학생이, 나이가 많든 적든, 몸이 좋든 아니든, 내가 제시하는 빔 원리(B.E.A.M. Fundamentals)

안에서 필라테스 운동을 배움으로써 매우 큰 효과를 보았다고 자신한다.

왜냐하면 1930년대에 조셉 필라테스가 그의 독창적인 운동법을 만들었을 때, 사람들은 오늘날보다 스트레스를 덜 받는 반면에 더 활동적이었기 때문이다. 필라테스 운동은 신체 인식, 정신 집중 그리고 호흡 조절을 필요로 한다. 만약 우리가 처음에 자신의 몸과 단절되어 있다면, 어떻게 해야 몸의 중심을 잘 잡을 수 있을까? 나는 **빔 원리(B.E.A.M. Fundamentals)**가 그 해답이라 믿는다. 기본이 답이다.

여기서 제시하는 프로그램은 호흡을 위한 'B(Breathe)'로 시작한다. 모든 요가 수행자가 알고 있듯이 호흡은 몸과 마음을 조용하게 하는 매우 강력한 도구가 될 수 있다. 호흡은 당신에게 활력을 불어넣을 수도 있다. 느리고 깊은 호흡과 짧고 리드미컬한 호흡을 번갈아 가며, 당신은 의식적으로 몸의 에너지 수준을 높일 수 있다. 그리고 그것은 에너지를 위한 'E(Energize)'로 이어진다 - 이는 당신이 운동을 할 때 분명히 필요한 것이다! 빔(B.E.A.M. Fundamentals)의 'A(Align)'는 정렬을 위한 것이다. 필라테스 운동을 하는 동안 신체의 정확한 형태가 중요하기 때문이다. 마지막으로 'M(Move)'은 움직임을 위한 것이다. 완벽한 형태로 역동적이게 움직이는 법을 배울 것이기 때문이다.

현명한 사람이 되는 말

누구나 말하듯이, 새로운 기술을 익히는 데는 시간이 걸리는 법이다. 필라테스도 예외가 아니다. 자신에게 인내심을 갖고, 낙담하지 말아야 한다. 호흡과 자세를 바꾸는 데는 시간이 걸리지만, 장기적으로 본다면 노력할 가치가 충분히 있다. 정기적으로 운동을 하지 않았다면 의사에게 먼저 확인하고 이 프로그램을 천천히 시작한다.

당신의 미래는 지금부터

필라테스 운동은 우아한 움직임, 유연성 그리고 힘에 대하여 몸의 진정한 잠재력을 처음으로 엿볼 수 있게 할 것이다. 만약 당신이 헌신적이고, 꾸준하고, 인내한다면, 그

노력은 보상을 받을 것이다. 또한 몸과 마음 그리고 정신이 조화로운 삶에서 오는 평온함으로 보상을 받을 것이다. 나의 선생님이자 멘토인 캐롤라 트리어(Carola Trier)가 말하곤 했던 것처럼, 이제 시작해야 할 시간이다!

Jillian Hessel

Part One

필라테스 입문

Pilates Primer

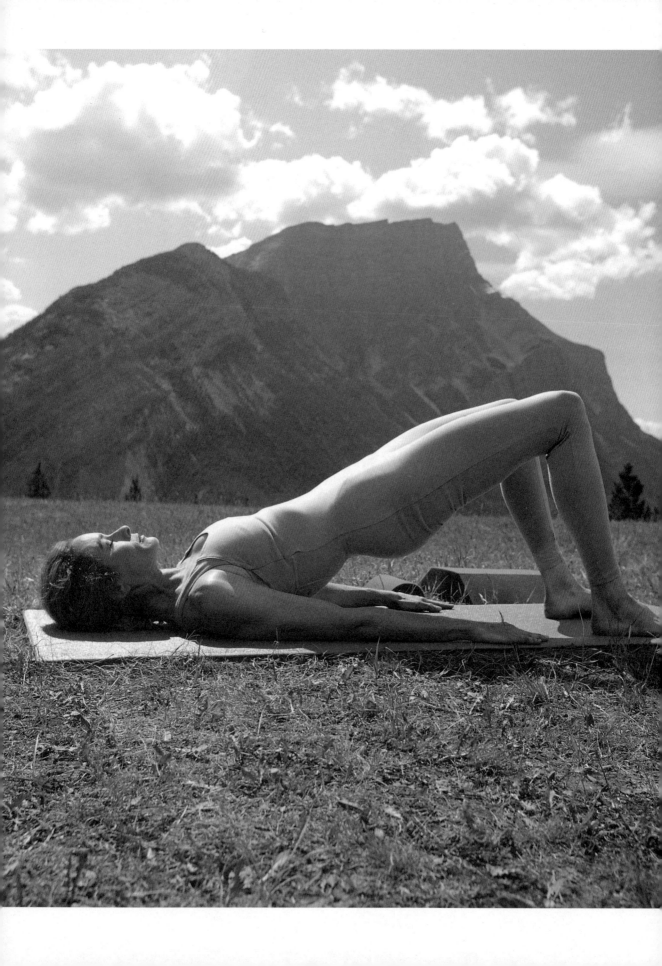

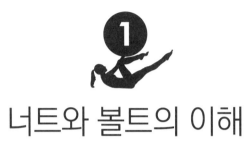

너트와 볼트의 이해
(Understanding the Nuts and Bolts)

"여러분 각자가 나이, 몸매, 지금 자신에 대해 어떻게 느끼든 자신의 몸이 아름답다는 것을 경험하지 못할 이유는 없습니다. 그것이 바로 신체 조절학(Body Contrology, 필라테스 운동의 원래 이름)의 모든 것입니다. 신체에 대해 더 많이 배우고, 신체의 모든 부분에 더 잘 접촉하고, 신체와 의사소통 시스템을 설정하고, 가장 친한 친구로서 믿고 사랑하고 그리고 나서 항상 정확하게 사용하는 것입니다."

– 론 플레처(Ron Fletcher), 필라테스 마스터 지도자. 1947년부터 1971년까지 조셉과 클라라 필라테스에게 직접 교육을 받았고 2011년 자신의 유산인 론 플레처 스터디 프로그램(필라테스 교사를 위한)과 플레처 필라테스를 남기고 90세의 나이로 세상을 떠났다.

론 플레처의 저서 『모든 사람은 아름답다(Every Body is Beautiful)』에서 발췌함.

몸 깨우기(Waking up your body)

필라테스는 나이가 많든 적든, 몸이 좋든 안 좋든 모든 사람을 위한 운동이다. 다른 많은 종류의 운동과 마찬가지로, 필라테스는 신진대사를 증가시키고, 호흡과 순환 기능을 촉진하며, 골밀도와 근육의 긴장을 향상시킨다. 요가나 무술처럼, 우리가 '중심을 잡고' 신경을 진정시키는 데 도움을 줄 수 있다. 그러나 다른 운동과 달리, 필라테스는 근육의 비대칭성을 균형 있게 유지하고, 근육의 쓰임을 능률적으로 만들며, 균형·협응·호흡 조절을 향상시킨다. 필라테스는 이러한 모든 향상을 위해 근육의 유연성과 힘을 동시에 발달시킨다. 또한 새로운 신체 인식, 즉 '마음의 눈(inner eye)'이라고 부르는 것을 깨울 수 있도록 돕는다.

그렇다면, 필라테스가 오늘날 당신이 삶을 살아가는 방식에 이토록 적절한 이유는 무엇인가?

19세기 후반 산업화가 도래한 이후, 우리의 생활 양식은 점점 더 좌식화된 반면, 이러한 패턴을 위해 몸이 적응할 수 있는 신체의 변화는 없었다. 오랜 시간 동안 가만히 앉아 있는 것을 '수련'이라고 부르지만, 그것은 일종의 폭정일 수 있다. 만약 당신이 직장이나 비행기에 장시간 앉아 있다면, 몸이 얼마나 뻣뻣해지고 피곤해질 수 있는지 알 것이다. 짧은 스트레칭이나 물 한 잔을 위해 일어나는 것이 오히려 기분을 좋게 하지 않을까? 이러한 기분이 드는 것은 스스로 움직이고자 하는 신체의 자연스러운 본능을 만족시키고 있기 때문이다. 그리고 이리저리 움직이는 것은 뇌와 몸에 더 많은 산소를 공급한다. 움직이지 않는 생활 방식의 결과는 결국 산소 부족과 불균형한 근육 발달을 가져온다.

우리 중 대부분은 영구적으로 산소가 부족한 상태로 걸어다닌다. (우리가 커피를 그렇게 많이 마시는 것은 당연하다.) 게다가 오랜 시간 동안 앉아 있는 것, 혹은 이와 유사한 동작들(글쓰기, 타이핑, 문자 보내기, 운전하기, 먹기)은 상체 앞쪽의 근육을 긴장되고 우세하게 만든다. 이러한 반복적인 행동은 등 위쪽의 근육을 느슨하고 약하게 만든다. 더군다나 상체가 무너지게 되면 가슴, 폐, 횡격막을 압박함으로써 호흡 메커니즘을 더욱 손상시키는 역할을 하게 된다.

필라테스 운동요법의 창시자, 조셉 필라테스(Joseph Pilates)

조셉 필라테스는 1883년 독일에서 그리스 혈통의 부모님 사이에서 태어났다. 어린 시절에 병약했던 그는 해부학, 보디빌딩, 레슬링, 요가, 체조, 무술을 독학했다. 조셉 필라테스는 몸, 마음 그리고 정신에서 균형 잡힌 남자의 고전적인 그리스 이상에 심취했다. 그는 우리의 현대적인 생활 방식, 나쁜 자세, 비효율적인 호흡이 건강 악화의 근원이라고 믿게 되었다.

이를 해소하기 위해 그는 근육의 불균형을 교정하고 자세, 조정, 균형, 힘 그리고 유연성을 향상시키는 것뿐만 아니라 호흡 능력과 장기 기능을 증가시키는 것을 돕는 독특한 일련의 격렬한 신체 운동을 설계했다. 이러한 운동으로는 캐딜락과 유니버설 리포머와 같은 스프링 기반의 운동 기구들, 오늘날 필라테스 방법이 알려져 있다.

조셉 필라테스는 제1차 세계대전 기간 중 포로로 억류되어 있을 때, 모든 동료 포로에게 그의 운동 방법을 따르도록 격려했다. 그러나 부상 당한 독일군 병사 중 일부는 너무 허약해서 침대를 떠날 수 없었다. 동료들을 가만히 누워 있게 하는 것에 만족하지 않은 조셉 필라테스는 침대에서 용수철을 가져와 철제 침대 프레임의 헤드보드와 풋보드에 부착하여 병상에 누워 있는 '환자'에게 일종의 스프링 저항을 이용한 근력운동을 제공하는 장비로 변화시켰다.

조셉 필라테스 전설에 따르면 1918년 독감 유행 동안 필라테스의 '환자' 중 한 명도 죽지 않았다고 한다. 그는 그의 기술이 수용소의 생활 조건 하에서 포로들의 힘과 뛰어난 체력 덕분이라고 생각했다.

전쟁이 끝난 후 조셉 필라테스는 독일로 돌아왔고, 독일 군인들과 함께 한 그의 업적은 눈에 띄지 않았다. 1926년 독일의 카이저는 그에게 독일 비밀경찰 훈련을 맡도록 요청했다. 이 시점에서 필라테스는 미국으로 이주하기로 결정했다. 그는 뉴욕으로 가는 배에서 미래의 아내이자 헌신적인 교육 파트너인 클라라(Clara)를 만났다. 그들은 함께 맨해튼의 8번가에 첫 번째 신체 조절학(Body Contrology) 스튜디오를 열었다.

신체 조절학의 초기 당시 대부분의 미국 학생은 반복적으로 부상을 입었던 전문 무용수들이었다. 곧 유명한 안무가 조지 발란신과 다른 운동의 선각자들은 신체 조절학의 신봉자가 되었다. 사실상 이 시점에서 사람들은 이 운동을 신체 조절학이 아닌 필라테스라고 부르는 것을 선호하면서 인기를 끌었다. 오늘날 많은 유명한 운동선수, 댄서, 모델 그리고 배우뿐만 아니라 사업가, 주부 그리고 은퇴자들도 필라테스를 하는 사람들의 대열에 합류했다.

나이가 들기도 전에 몸을 구부리고 늙어 보일 필요는 없는 것이다. 저자가 존경하는 필라테스 멘토이며, 1세대 선생님들인 캐시 그랜트(Kathy Grant), 캐롤라 트리어(Carola Trier) 그리고 이브 젠트리(Eve Gentry)는 모두 왕성하게 활동하며, 성숙한 노년에 이르기까지 필라테스 운동의 경이로움과 힘에 대해 학생들에게 계속해서 가르치고 영감을 주었다.

필라테스는 근육을 위한 교육이다. 그리고 항상 어떻게 써야 하는지에 대한 방법을 알려준다. 필라테스는 깊고 율동적인 호흡과 움직임을 결합하는 일관되고 집중적인 방법을 가르친다. 이 운동들은 해부학적으로 매우 건전해서 매일 여러분의 몸을 사용할 수 있도록 일상에 적용시켜야 한다. 당신이 차에서 내리든, 책상에 앉든, 아기를 안고 있든, 개를 산책시키든, 계단을 오르든, 근육은 항상 골격을 적절한 정렬 상태로 유지하면서 최적의 능력으로 작동할 것이다. 필라테스는 당신이 하는 모든 것을 강화시킬 수 있다.

그리고 여기 필라테스 운동이 주는 커다란 보너스가 있다. 지루하고 무신경한 운동을 끝없이 반복할 필요도 없고, 과도한 근육 긴장을 겪지 않아 부상 위험도 적다. 이러한 유형의 운동에서 강조되는 것은 (필라테스가 정신적, 육체적으로 어려운 운동이긴 하다) 스트레스를 주는 운동이 아닌 움직임의 용이성과 흐름에 있다. 일주일에 2~3일은 20분에서 30분 정도의 세션으로 시작한다. 정확히 실행된 필라테스 세션 하나는 체육관에서 하는 운동의 몇 시간 이상의 가치가 있다. 여러분은 필라테스 후에 지친 것이 아니라 활력을 느낄 것이다!

코어로부터의 움직임(Moving from your core)

필라테스의 열쇠는 바로 조셉 필라테스가 파워하우스(Powerhouse)라고 부르는 몸의 중심을 사용하는 것을 핵심으로 한다. 신체는 중력의 중심이라고 볼 수 있고 그것이 바로 코어(Core)이다. 그리고 이것은 당신의 배꼽 약 5cm 아래에 위치한다. 조셉 필라테스는 몸의 모든 움직임이 이 힘의 연결고리에서 나와야 한다고 느꼈다(이것은 그가 무술 이론에서 차용한 개념이었다). 파워하우스의 근육이 강할 때, 당신의 몸은 균형과 조절 그리고 편안함으로 점점 더 복잡한 움직임을 수행할 수 있다. 팔이나 다리에서 운동이 시작될 때처럼 몸의 주변부에서 활동하는 것이 아니라 몸이 가장 안정된 곳에서 활동하기 때문이다.

브루스 리처럼 날씬하고 마른 사람이 근육에 묶인 보디빌더보다 더 강력할 수 있는 이유는 강한 코어 때문이다. 같은 이유로, 강한 코어란 그 모든 것이 지방처럼 보여 믿을 수 없을 정도로 부적합해 보이는 스모 선수가 그럼에도 불구하고 꽤나 강력한 남자로 보이는 이유이기도 하다.

코어로부터 움직이는 것은 또한 당신의 에너지를 극대화시킨다. 초보 피겨 스케이팅 선수와 프로 피겨 스케이팅 선수의 차이점을 생각해보자. 초보자들은 팔을 휘저으며 얼음을 가로질러 미끄러질 때 허리에서 너무 멀리 몸을 구부리는 경향이 있다. 반면에, 프로 스케이트 선수들은 그들의 무게 중심에 자리를 잡고 스케이트를 탈 때 유동적으로 활공한다. 전문가들은 예술적 표현이나 격렬한 움직임의 균형을 잡기 위해 팔을 사용할 수 있지만, 모든 방향 변화는 몸통의 중심에서 일어나고 몸의 중심에서 다리로 내려간다. 숙련된 스케이트 선수들은 초보자들보다 훨씬 더 적은 칼로리를 소모하고 동일한 시간의 스케이트에 훨씬 덜 지친다. 하지만 그것이 그들이 좋은 운동을 하지 않는다는 것을 의미하지는 않는다. 왜냐하면 이 에너지 절약은 그들이 초보자들이 하는 것보다 훨씬 더 오랜 기간 동안 스케이트를 계속 탈 수 있는 지구력을 가지고 있다는 것을 의미하기 때문이다.

호흡을 적절하게 하는 기술(The art of breathing properly)

폐 기능을 향상시키고 적절한 호흡 기술을 쓰는 것이 필라테스의 모든 세션의 기초가 되어야 한다. 그것은 간단히 말하면, 보통 우리는 폐의 용량을 다 사용하지 않기 때문이다. 고작 아주 적게 숨을 사용하는 것 혹은 얕은 숨을 쉰다고 볼 수 있다. 이것은 우리 대부분이 숨을 쉬기 위해 가슴의 공간을 사용하기 보다는 상체를 주로 사용하고 있다는 것을 의미한다. 우리는 깊게 들이마실 때, 오히려 쇄골과 어깨 윗부분을 올리고 목 근육까지 긴장시킨다.

하지만, 우리의 폐는 목에 위치해 있지 않고 어깨 근육에는 이산화탄소/산소 교환이 없기 때문에 그것은 별로 도움이 되지 않는다! 얕은 호흡은 건강 문제를 야기하는 시작이 될 수 있다. 그것은 정신적인 예민함을 손상시키고, 두통을 일으키고, 불안감을 증가시키고, 면역 체계를 방해하고, 혈액 순환을 늦추고, 근육과 장기 기능을 저하시킨다. 당신의 몸에 신선한 산소가 부족하면 근육 경련과 전반적인 활력 부족이 일어날 수 있다.

호흡을 제대로 하기 위해서는 호흡 메커니즘이 어떻게 작동하도록 설계되었는지 이해할 필요가 있다. 깊게 숨을 들이마시면 횡격막이 수축하여 흉강에서 복강으로 아래쪽으로 이동한다. 횡격막이 아래로 내려가면 폐에 진공이 생겨 신선한 공기로 채워진다. 늑골 사이에 있는 근육도 수축해 갈비뼈를 올리고, 흉강을 넓혀 폐활량을 더 늘린다. 숨을 내쉬면 횡격막이 이완되고 다른 일련의 늑골들이 수축하여, 공기가 폐에서 배출되도록 한다.

필라테스의 획기적인 아이디어는 횡격막과 늑간 근육을 강화할 뿐만 아니라 복부를 강제로 수축시켜서 각각의 내쉬는 것을 도와 폐에서 모든 공기를 짜내어 폐로 들어오고 나가는 공기의 부피를 증가시키는 것이었다. 필라테스 호흡은 해독과 활력을 주기 위한 것이다. 숨을 완전히 내쉬면 우리는 몸에서 더 많은 독소와 이산화탄소를 배출하고 다음 흡입을 위한 공간을 만든다. 따라서 가능한 한 많은 양의 신선한 산소를 들여와야 한다고 필라테스는 추론했다. 그래서 각각의 새로운 호흡 주기와 함께, 우리는 폐에서 불순물을 제거하고 뇌와 근육에 신선한 산소를 공급한다.

폐에서 내뿜는 공기의 양을 늘리기 위해 복부 깊숙이 수축하는 착유 작용(milking action)도 필라테스를 이처럼 독특한 형태의 운동으로 만드는 또 다른 요인이다. 이러한 방식으로 호흡과 움직임을 동기화하면 필라테스가 의도한 대로 중심에서, 즉 코어에서 자동으로 몸을 쓰게 된다. 강력한 호흡법과 세심하게 설계된 운동의 조합은 순환과 소화를 위한 자극과 내장기관을 위한 신체 내의 마사지 기능을 제공한다. 이것은 또한 허리를 강하게 지지할 수 있는 복근의 힘을 길러준다. 따라서 철저하고 집중적인 필라테스를 할 때, 당신은 폐활량을 향상시키고 몸에서 독소를 배출할 뿐만 아니라 자세를 개선하고 배를 납작하게 만들 수 있다! 좀 더 의식적으로 숨을 쉬고 난 며칠 후

몸과 마음의 연결
(The Body-Mind Connection)

요가, 명상 또는 무술에 익숙하지 않다면 몸과 마음의 연결은 당신에게 완전히 새로운 개념일지도 모른다. 몸과 마음의 연결은 간단히 말하자면, 당신의 행동을 더 잘 인식하거나 마음에 새기는 것이다. 목표는 그 이상도 이하도 아닌 현재의 상황을 완전히 경험하는 것이다. 필라테스를 연습할 때 이것은 당신이 하고 있는 동작뿐만 아니라, 호흡의 리듬과 함께 어떻게 맞춰가는지 알면서 동작의 질을 깨닫는 것을 의미한다.

몸과 마음의 연결은 우리 삶의 스트레스를 감소시키는 중요한 열쇠이다. 우리 조상들이 야생에서 살아남기 위해 아드레날린 같은 호르몬을 분비하던 자연적인 신경계 시스템은 현재 우리에게도 마찬가지이다. 현 상황에 대응하여 싸울 것인지 피할 것인지 신경계가 작용하게 된다. 일하느라 혹은 아이들과 함께 한 힘든 하루에 우리는 어쩌면 이러한 상황에 대응할 수 있는 훈련을 해야 한다.

만약 당신의 좌절감을 극복하기 위한 신체적 배출구가 없다면, 과다한 흥분호르몬인 아드레날린이 여러분의 몸 안에 머무른다. 혈압이 올라가고, 심박수가 빨라지며, 면역체계가 저하되고, 스트레스가 많아진다.

몸과 마음의 연결은 당신의 신경계를 조절하는 능력을 도와준다. 진정하는 법을 배우고 코어로부터 움직이는 것을 배우면, 당신이 일상적인 스트레스와 긴장을 없애는 안전하고 건강한 방법을 찾는 데 도움을 줄 수 있다. 그리고 필라테스는 신체 마음 운동의 한 형태이기 때문에, 당신은 신체적인 것뿐만 아니라 정신적인 이점도 얻을 수 있을 것이다.

몸과 마음의 연결은 호흡에서 시작된다. 자세한 내용은 51쪽 제3장 기초학습 세팅하기: 빔 원리(B.E.A.M. Fundamentals, "Setting the Foundation: B.E.A.M. Fundamentals")에서 배울 수 있다.

에, 더 에너지가 넘치고 살아있다는 것을 알게 될 것이다. 당신의 숨결을 의식하는 것만으로도 건강과 삶의 질에 큰 차이를 만들 것이다.

유연성 향상(Increasing your flexibility)

어떤 사람들은 유연성이 자신의 외형을 개선하는데 도움이 되지 않기 때문에 실제로 스트레칭이 시간 낭비라고 생각한다. 사실 그렇지 않다! 유연성은 필라테스의 필수적인 부분이며, 필라테스 운동은 근력을 키우는 것과 근육의 유연성을 증가시키는 것을 결합하기 때문에 독특하다. 유연성은 여러분의 운동 범위를 증가시켜 부상을 예방하는 데 도움이 될 뿐만 아니라 뼈 구조에 대한 올바른 정렬을 회복하는 데 도움이 된다. 스트레칭은 아픈 근육을 진정시키고 만성 통증을 완화하며 신경 긴장을 풀어준다. 향상된 유연성은 시간이 지남에 따라 눈에 띄게 근육을 길어지게 할 뿐만 아니라 키가 크고, 날씬하고, 젊어지고, 근육톤이 더 좋아보이는 것처럼 보이게 할 것이다.

이와는 대조적으로 스트레칭 없이 근육을 지나치게 발달시키면 마치 찰흙 한 움큼이 근육의 프레임에 꽉 차 있는 것처럼 몸이 너무 긴장되어 보인다. 스트레칭은 또한 근육으로 가는 혈류를 증가시키는 데 도움을 준다. 스트레칭을 하면서 근육을 교대로 길게 하고 이완시키는 행위는 혈액과 젖산, 이산화탄소와 같은 독소를 밖으로 내보내고 산소가 새로 공급된 혈액이 다시 유입되도록 한다. 깊은 호흡과 결합하여, 스트레칭은 근육을 강화하고, 활력을 불어넣고, 어떤 방향으로도 움직일 준비가 되어 있기 때문에 우리의 신체가 더 건강해지는 데 강력한 요소이다.

체력의 재정의(Fitness redefined)

필라테스 세션 동안 건강해지기 위해 무조건 힘들게 한다는 개념을 버려야 한다. 체력훈련은 매번 당신의 직감을 깨는 하드코어 운동을 하는 것이 아니다. 몸이 쑤시는 것은 운동을 잘했다는 표시가 아니라 근육이 제 기능을 못할 정도로 무리를 했다는 표시다. 운동은 운동 중이나 운동 후에 아프면 안 된다. 얼굴이 빨개질 때까지 땀을 흘리거나 열이 나는 운동을 하지 않아도 몸에서 독소를 제거하고 신진대사를 높일 수 있다.

숨을 헐떡이는 것만이 호흡을 개선하고 스트레스를 낮추며 혈액순환을 개선하는 유일한 방법은 아니다. 조절된 심호흡은 해독을 하거나 운동량을 높이는 데에도 똑같이 또는 더 잘 작동한다. 마지막으로, 좋은 필라테스 수업은 여러분을 지치게 하지 말아야 한다. 그것은 심신을 지치게 하는 것이 아니라 활력과 활력을 불어넣어 주어야 한다. 당신은 변화할 준비가 되었나?

시간을 투자하는 것
(Invest the Time)

시간을 투자하는 것은 항상 이슈가 될 것이기 때문에, 운동에 관한 한 자신의 시간을 최대한 활용하는 것은 스스로에게 달려 있다. 자신을 속이지 말아야 한다.

운동을 위한 시간을 만드는 것은 당신의 몸과 마음을 건강하게 유지하는 데 필수적이다. 규칙적인 운동은 멋지게 보이는 것뿐만 아니라 당신의 기분에 프리미엄을 붙이는 것이다. 그것은 강하고, 우아하고, 살아다는 느낌이고, 신체적으로 그리고 정신적으로 최고의 기능을 하는 것에 관한 것이다.

우리의 가장 중요한 자산인 건강과 복지를 낭비하는 것은 어리석은 일이 아닐까? 운동은 짧은 시간 동안이라도 할 가치가 있다. 만약 여러분이 한 시간이 꽉 차 있지 않다면, 30분 혹은 심지어 15분 동안이라도 운동을 해보자. 각자의 생활 방식에 맞는 운동을 한다면 필라테스 수업은 도움이 될 것이다. 필라테스 사고방식은 우리가 운동을 할 때뿐만 아니라 몸을 어떻게 사용하는지를 인식하도록 격려하기 때문이다.

또한, 제5장의 '일상생활에서 쓸 수 있는 5분 루틴 시퀀스'를 반드시 살펴보기 바란다. 그곳에서 필라테스를 빠른 5분 루틴으로 일상 생활에 통합하는 방법에 대한 좋은 정보를 찾을 수 있을 것이다.

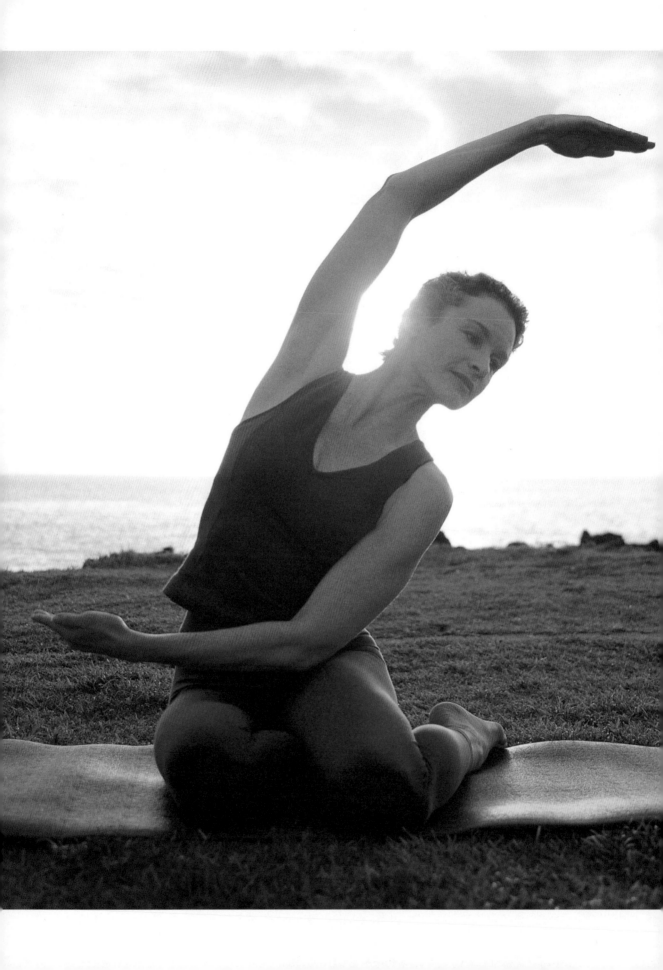

자세를 완벽하게 익히기
(Perfecting your posture)

사관학교, 모델 에이전시, 댄스 학교 그리고 모든 사람의 좋은 자세를 어머니로부터 배우게 된다. 왜 그럴까? 자신의 몸을 잘 움직이는 사람은 힘, 우아함, 자신감 그리고 개인적인 스타일을 반영하기 때문이다. 만약 자세가 슬럼프에 빠지거나 게으른 모습이라면, 당신은 최소한 5cm 더 짧아 보이게 하는 두꺼운 허리, 좁은 가슴 그리고 말린 어깨를 갖게 될 것이다 - 확실히 우아하고 스타일리시한 그림은 아니다! 하지만 좋은 자세는 단순히 좋아 보이는 것 이상의 그 무엇이 있다. 좋은 자세는 건강하고 잘 기능하는 몸에 필수적이다.

나쁜 자세는 에너지가 없다. 척추의 균형이 잘못 잡히면 하루 종일 몸을 똑바로 세우기 위해 근육이 더 열심히 일해야 한다. 게으른 자세는 또한 부실하게 지어진 건물 같이 당신의 직립 구조물을 무너지게 하는 것과 같다. 이 붕괴된 구조는 변비와 다른 소화기 문제, 나쁜 순환, 만성적인 낮은 에너지, 요통, 두통 그리고 호흡 곤란을 포함해 많은 신체적인 질병을 악화시킬 수 있다.

자세를 개선하기 위해서는 신체의 핵심 근육을 재훈련하고 강화해야 하기 때문에 처음에는 키가 커지는 느낌이 더 피곤하게 느껴질 수 있다. 하지만 일단 이 책에서 제시하는 빔 원리(B.E.A.M. Fundamentals)를 사용하기 시작하면(51쪽 제3장 참고), 지탱, 호흡법 그리고 움직임의 기본적인 원칙들을 결코 잊지 못할 것이다. 당신은 운동을 할 때뿐만 아니라 하루 종일 더 많은 우아함과 힘으로 움직일 것이다. 그리고 훨씬 더 많은 에너지를 갖게 될 수 있다는 사실에 놀랄 것이다!

척추의 해부학적 이해(The skinny on your spine)

척추는 척추골(vertebrae)이라 불리는 26개(천골과 미골을 포함)의 뼈로 이루어져 있다. 척추는 척추 관절 또는 추간판의 마모와 찢김을 최소화하여 신체를 지지하고 최대 범위의 움직임을 제공하도록 하는 구조로 되어 있다. 디스크는 척추뼈 사이에 놓여있고, 그것들은 몸을 움직일 때 관절의 마찰을 줄이는 쿠션 역할을 한다.

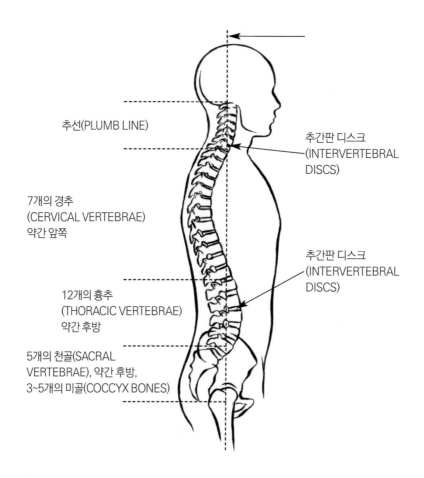

추선(PLUMB LINE)

추간판 디스크
(INTERVERTEBRAL
DISCS)

7개의 경추
(CERVICAL VERTEBRAE)
약간 앞쪽

추간판 디스크
(INTERVERTEBRAL
DISCS)

12개의 흉추
(THORACIC VERTEBRAE)
약간 후방

5개의 천골(SACRAL
VERTEBRAE), 약간 후방,
3~5개의 미골(COCCYX BONES)

이상적인 자세: 수직선은 몸을 관통하는 수직 중력선을 나타낸다. 바르게 정렬을 유지할 때, 수직선은 정수리를 통과해 경추를 반으로 나눈다. 가슴 공간의 중간을 지나 요추의 중심을 지나면서 마침내 골반과 고관절 중심을 지나게 된다. 이것은 이상적인 정렬 상태의 척추이며 생리학적으로 가장 효율적인 자세라고 불린다.

척추는 네 개의 자연적인 곡선을 가지고 있다 - 세 개는 유연하고 한 개는 고정되어 있다. 몸의 측면을 보면 이상적인 자세의 정상적인 곡선은 다음과 같이 나타난다.

* 목을 형성하는 7개의 경추(cervical vertebrae)의 전방곡선

* 늑골이 있는 상체를 형성하는 12개의 흉추(thoracic vertebrae), 후방곡선

* 허리를 형성하는 5개의 요추(lumbar)에 있는 또 다른 전방곡선

* 마지막으로 골반이 척추에 붙어있으며, 3~5개 융합된 뼈의 천골(sacrum), 후방 곡선. 이 곡선은 꼬리뼈를 형성하는 3~5개 융합된 뼈의 미골(coccyx)에 의해 완성된다.

몸의 처음 세 개 곡선은 유연한데, 이로 인해 척추를 구부리고 회전할 수 있다. 천골과 미골의 곡선은 척추뼈가 융합되어 있기 때문에 고정되어 있다. 만약 엄마가 항상 똑바로 서라고 말씀하셨다면, 그 표현은 사실상 틀린 것이라고 볼 수 있다! 척추 곡선은 몸을 움직일 때 충격 흡수, 추가적인 유연성 그리고 운동 범위를 제공하기 때문에 사실은 평평하게 할 수 없는 것이다. 그러나 척추에 곡선이 너무 많거나 혹은 너무 적어서 곡선이 서로 적절하게 균형을 이루지 못하면 이는 구조적인 문제와 요통에 부딪힐 수 있다.

척추 곡선의 정도는 사람마다 다를 수 있지만, 여기서 중요한 것은 이상적인 자세를 이루기 위해서는 각 개인의 곡선이 그 사람의 특정 체형 내에서 서로 균형을 이루어야 한다는 것이다. 좋은 자세는 척추의 최대 유연성, 힘, 탄력성 및 이동성을 달성하는 데 도움이 될 수 있다. 이것은 충분히 목표로 삼을 가치가 있다. 모든 운동을 통해 자세를 스스로 인지할 수 있기 때문에 규칙적인 필라테스 운동은 좋은 자세를 성취하도록 도울 수 있다.

자세와 허리(Posture and your back)

좋지 않은 자세는 척추가 잘못 정렬되고 척추의 자연적인 곡선이 과장되거나 평평해지는 결과를 초래한다. 잘 정렬되지 않은 자세들은 비대칭적인 근육 발달을 야기하는데, 이것은 다른 근육들이 신체를 똑바로 세우기 위해 계속해서 과도하게 일하는 반면 어떤 근육들은 상당히 약해진다는 것을 의미한다. 서투른 자세는 불량한 추간판의 정렬로 인해 지속적인 스트레스를 받기 때문에 더 쉽게 부상을 당할 수 있다.

게다가 약한 복부 지지와 결합된 등 근육의 불균형한 발달은 어쩌면 예상할 수 있는 사고가 될 수 있다. 예를 들어, 많은 사람이 바닥에 떨어진 물건을 집으려고 몸을 구부리거나 자동차 뒷좌석에 있는 무언가에 닿기 위해 몸을 비틀거나 하는 등 간단하지만 갑작스러운 움직임을 할 때 허리를 다친다. 등 근육이 고르게 발달하고 복근이 튼튼하면 이런 부상을 피할 수 있다. 심지어 골프, 테니스, 달리기와 같이 우리가 좋아하는 운동도 불균등한 근육발달을 가져올 수 있다. 가방이나 핸드백을 한쪽으로만 매거나 몇 시간동안 같은 자세로 있으면 한쪽 근육으로 편중되어 발달하는 것과 마찬가지인 것이다.

필라테스는 양쪽 근육의 발달과 유연성을 동시에 장려하기 때문에 이러한 모든 나쁜 자세 습관에 대한 훌륭한 해결책이 될 수 있다. 좋은 필라테스는 운동 시간을 길게 하거나 피곤할 정도로 할 필요는 없지만, 시간이 지남에 따라 당신 몸의 균형을 재조정할 수 있고 그렇게 할 것이다.

문제가 되는 자세(Problem Postures)

문제가 되는 자세는 수없이 다양하지만 여기에서는 가장 일반적인 문제 4가지를 살펴본다.

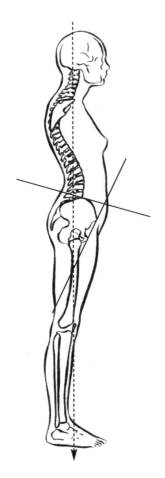

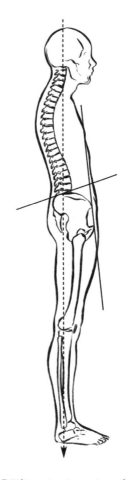

척추후만증/전만증(Kyphosis/Lordosis): 이 자세는 등 위쪽과 어깨를 과장되게 둥글게 하고 머리를 앞으로 숙이는 경향이 있고, 허리가 휘어 있다.

이렇게 서 있는 사람들은 허리 통증에 시달리며 자신의 불편함을 허리 근육이 약한 탓으로 돌리는 경우가 많다. 하지만 사실이 아니다. 이 자세에서 목의 신근(목 뒤의 근육), 허리 아래, 고관절 굴곡근(엉덩이 관절 앞쪽을 가로지르는 근육)은 극도로 강하고 팽팽하다. 반면에 복근과 등 위쪽 근육은 약해서 튀어나와 있다. 이 자세는 목, 허리, 고관절 굴곡부의 팽팽한 근육을 스트레칭하고 복근과 등 위쪽 근육을 강화해 교정할 수 있다.

스웨이백 증후군(Swayback syndrome): 이 자세는 무릎이 지나치게 과신전되어 골반이 말려 허리 아래쪽 곡선이 평평해지는 상태를 만든다. 어깨는 앞으로 둥글고 가슴은 턱이 앞으로 내밀어지며 움푹 패인다. 이런 자세는 멋있어 보이고 싶어하는 십대 소년들 사이에서 흔하지만, 앉아서 일하는 직업을 가진 성인들 사이에서도 널리 퍼져 있다. 척추후만증/전만증 자세와 마찬가지로 목 뒤쪽을 길게 하려면 목의 신전근육을 스트레칭하고, 등 위쪽 커브를 완만하게 만들기 위해 등 위쪽 근육을 강화해야 한다. 그러나 햄스트링(허벅지 뒤쪽 근육)은 이 자세에서 짧아지기 때문에 골반이 좀 더 중립적인 위치로 풀릴 수 있도록 스트레칭을 해야 한다.

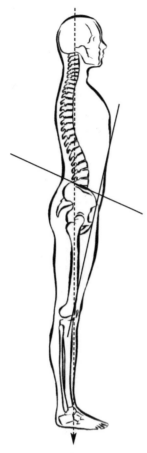

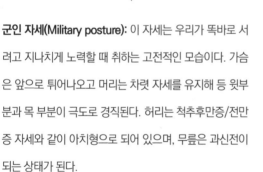

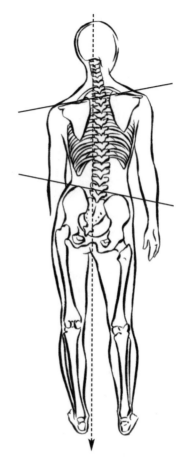

군인 자세(Military posture): 이 자세는 우리가 똑바로 서려고 지나치게 노력할 때 취하는 고전적인 모습이다. 가슴은 앞으로 튀어나오고 머리는 차렷 자세를 유지해 등 윗부분과 목 부분이 극도로 경직된다. 허리는 척추후만증/전만증 자세와 같이 아치형으로 되어 있으며, 무릎은 과신전이 되는 상태가 된다.

이렇게 서 있는 사람들은 전신 경직과 제한된 운동 범위로 고통을 받는다. 호흡과 이완은 물론 허리와 고관절 굴곡근의 근육을 늘려주는 구체적인 스트레칭을 강조한 전체적인 스트레칭 프로그램을 추천한다.

골반이 한쪽으로 올라간 자세(Cocked hip posture): 이것은 전형적인 여성의 자세이며, 한쪽은 약하고 다른 한쪽은 우세한 불균형한 근육 형태이다. 한쪽 어깨가 다른 쪽 어깨보다 더 높은 경우가 많으며, 몸통은 시계방향 또는 반시계방향으로 회전하여 한쪽 엉덩이나 어깨가 다른 쪽보다 더 앞으로 향하도록 한다.

이 자세가 체중을 지탱하는 운동이나 안정성 면에서 효율적이지 않다는 것은 말할 필요도 없다. 전체적인 자세의 균형을 맞추기 위해 몸 한쪽의 팽팽한 근육을 스트레칭하고 다른 쪽의 약한 근육을 강화하는 스트레칭과 강화 프로그램을 추천한다.

자세 체크하기(Checking your own posture)

저자는 항상 맨 처음에 회원을 데리고 전체적인 신체에 대한 인터뷰를 한 다음 빔 원리 (B.E.A.M. Fundamentals)을 가르치기 전에 자세 평가를 한다. 하루 종일 걸어 다니는 자세로 사람을 관찰함으로써 많은 것을 배울 수 있기 때문에 자세 평가를 선호한다. 만약 최종적인 목표가 똑바로 서거나 특정 근육 그룹을 조율하는 것이라면, 회원과 나 모두 우리의 출발점을 인정하는 것이 도움이 되고, 결국 이것은 우리가 현실적인 장기적인 목표를 세우는 데 도움이 될 것이다.

이 책에 자세 평가를 포함하는 것은 당신의 자기 평가와 목표 설정 과정에 도움이 된다. 필라테스 운동을 진행하면서 수시로 이 부분으로 돌아와 자신을 재평가하고 개선 여부를 확인하는 것이 좋다.

자세 평가는 거울 앞에 서서 하는 것이 이상적이다. 이 과정을 더 쉽게 만들려면 책의 이 부분을 소리내어 읽는 것을 녹음하고 자신을 평가하는 동안 재생해 본다. 만약 거울 평가가 선택 사항이 아니라면, 친구 혹은 파트너와 서로 자세를 평가해 주도록 한다.

무엇을 입을 것인가 (What to wear)

자세를 평가할 때, 원래의 뼈 구조를 상상할 수 있도록 편안하지만 반드시 몸에 딱 맞는 옷을 입도록 한다 (느슨한 옷은 많은 문제를 숨길 수 있다). 발이 보이도록 양말과 신발을 벗는다. 바지가 헐렁하면 발목과 무릎이 보이도록 걷어 올린다. 만약 티셔츠가 오버사이즈라면, 그것을 바지 안으로 집어넣는다. 마지막으로, 머리카락이 길다면 목이 잘 보이도록 머리를 높게 묶는다.

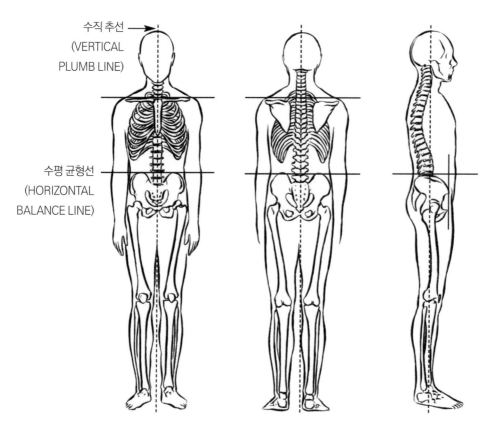

수직 추선
(VERTICAL
PLUMB LINE)

수평 균형선
(HORIZONTAL
BALANCE LINE)

이상적인 자세(Ideal posture): 정면과 후면의 수직선은 몸의 좌우 대칭을 측정하는 수단이다. 수평선은 평행선상에서 양쪽 어깨와 양쪽 골반이 같은 높이에 있어서 균형이 잡힌 정렬자세로 보인다. 이것을 32쪽의 골반이 한쪽으로 올라간 자세(Cocked hip posture)와 비교해본다. 측면도에서 골반 전면의 수직선은 수평 또는 중립 골반을 나타낸다. 골반 상단에 그려진 수평선과 90도 각도로 교차하는 방식을 관찰하고 31쪽과 32쪽에 표시된 잘못된 자세와 비교한다.

발 – 기초(Your Feet – The Foundation)

당신의 발을 살펴보는 것부터 시작하자. 저자의 멘토 중 한명인 캐롤라 트리어는 이렇게 말하곤 했다. "그래서 허리가 아프다고요? 발 좀 봅시다." 그것은 발이 전체 직립 구조의 기초이기 때문이다. 당신의 몸을 건물로 생각하고, 발을 위층을 짓는 토대로 생각해보자. 건물의 기초에서 무언가가 정렬되지 않은 경우, 위층은 불안정한 구조의 균형을 맞추기 위해 불균형을 반영한다. 이것이 바로 잘못 정렬된 발이 허리에도 영향을 미칠 수 있는 이유이다.

골반 앞의 엉덩이 뼈에 손을 얹고 고관절 소켓 바로 아래 발을 맞추어 보자. 발가락을 바닥에서 들어 올려 부채를 펴듯이 벌린다. 발가락을 바닥에 대고 체중을 앞발에 고르게 편다. 발가락부터 발뒤꿈치까지 앞뒤로 흔들며 발 중앙에 체중을 고정시킨다. 발을 안쪽으로 굴리다가 바깥쪽으로 굴린 다음 다시 가운데로 안정시킨다. 각 발의 엄지발가락, 작은발가락, 발뒤꿈치는 각각 마치 다리가 삼각대처럼 동일한 무게가 실리도록 한다.

다리(Your Legs)

우리 몸을 건물과 계속 비교하자면, 다리가 마치 건물의 쌍둥이 기둥처럼 솟아오르는 것을 상상해 본다. 각 발의 삼각대를 바닥에 단단히 고정시키고 발뒤꿈치를 바닥에 대고 무릎을 약간 굽힌다. 무릎이 발을 기준으로 어디로 가는지 보자. 이것을 '따라가기(tracking)'라고 하며, 이상적으로는 구부린 무릎이 두 번째와 세 번째 발가락 사이의 발가락 중심을 직접 지나가야 한다(아래 그림1 참고).

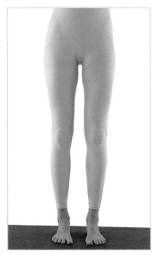
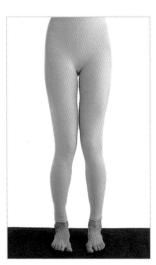
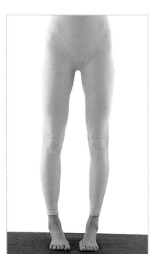

그림1   그림2   그림3

만약 당신의 무릎뼈가 엄지발가락을 지나쳐 나와 있다면, 아마도 당신은 평발이거나 무릎이 잠긴 외반슬(knock knee)일 것이다. 이러한 자세는 무릎 관절의 안쪽(medial portion)에 많은 스트레스를 주고 관절에 불균일한 마모와 손상을 초래할 수 있다(35쪽의 그림2 참고). 반대의 경우는, 흔한 경우는 아니나 무릎이 새끼 발가락을 지나친다면 이것 역시 문제가 될 수 있다. 이 경우는 엄지발가락 통증이 있는 무지외반증(bunion) 이거나 내반슬(bow legs)의 경향이 있다(35쪽의 그림3 참고).

이제 거울을 향해 옆으로 서보자. 무릎을 굽혔다 폈다 한 번 더 하고, 다리를 펼 때 다리의 수직선을 바라본다. 무릎의 모양이 아직도 이상한가? 그렇다면 사두근(quadriceps, 허벅지 앞쪽 근육)이 약하다고 볼 수 있다. 다리가 뒤로 고정된 자세로 너무 곧게 펴져 있는지 아니면 너무 길게 뻗어있는지 확인한다. 과도하게 펴진 무릎은 무릎 관절에 과도한 압력을 가할 뿐만 아니라 골반의 전체 균형에도 영향을 미치는데, 이는 다리의 정렬 불량을 신체가 다른 곳에서 보상해야 하기 때문이다.

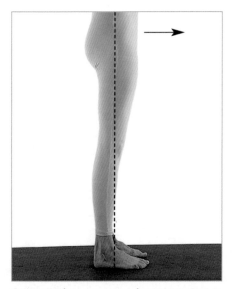

올바른 자세(correct posture): 마치 자동차의 헤드라이트가 앞을 향한 것처럼 무릎이 앞쪽을 향해 있는 이상적인 다리 정렬이다.

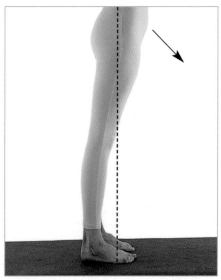

잘못된 자세(incorrect posture): 무릎이 과하게 펴져서 허리가 휘어지는 경향이 있는, 마치 자동차의 헤드라이트가 아래로 기울여진 것처럼 보이는 경우이다.

골반의 브릿지(The bridge of pelvis)

다시 건물 비유로 돌아가면, 고관절의 관골구 안에 있는 다리, 즉 대퇴두가 삽입되어 있는 해부학적 구조는 골반이 건물의 상하층을 이어주는 브릿지 역할을 하도록 한다. 이러한 브릿지 역할을 강화하고 척추를 단단히 받치기 위해서는 튼튼한 골반기저근이 필요한데, 이는 케겔 운동을 함으로써 달성할 수 있다. 골반기저근(pelvic floor)을 가능한 한 자주 독립적으로 움직일 수 있는 훈련을 한다. 마치 방광이 꽉 차서 소변의 흐름을 막으려는 것처럼 말이다. 이러한 동작들은 수시로 할 수 있기 때문에, 엘리베이터를 타거나, 식료품점 줄에 서 있거나, 차를 운전할 때 케겔을 연습할 수 있다.

수직 자세를 유지하기 위해서는 물론 미적인 이유로도 엉덩이 근육이 튼튼해지는 것이 중요하다. 허벅지 뒤쪽이 고관절 쪽으로 삽입되는 뒤쪽 엉덩이 밑부분에 특히 신경을 써야 한다. 저자는 이러한 엉덩이 아래쪽을 스마일 근육(smile muscle)이라고 부른다. 왜냐하면 그것들은 각각의 엉덩이 아래에서 기분 좋은 U자 모양을 형성해야 하기 때문이다. 당신의 스마일 근육을 찾기 위해, 엉덩이 한쪽에서 다른 쪽 엉덩이 바깥쪽으로 뻗어 있는 볼트를 상상하고, 그것을 조여보자.

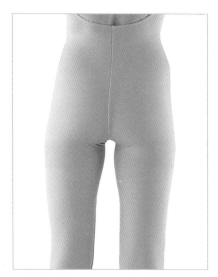

스마일 근육(smile muscle)의 이완

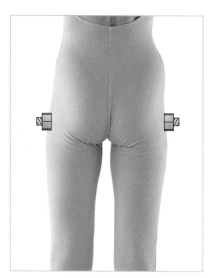

볼트로 조여진 스마일 근육(smile muscle)

골반중립 자세(Neutral pelvis position)

다음으로 허리를 굽히거나 들어올릴 때 가장 안전한 자세인 골반중립 자세를 살펴보자. 골반 앞에 있는 엉덩이뼈에 손바닥을 대고, 엉덩이뼈가 자동차의 헤드라이트라고 상상해 보자. 중립 위치에 있을 때 헤드라이트가 정면으로 비추고, 전방의 도로가 선명하게 보인다(아래 그림1 참고). 그러나 헤드라이트가 아래쪽으로 비추면 등 아래쪽이 아치형으로 되어 도로를 많이 볼 수 없게 된다(아래 그림2 참고). 반대로, 만약 당신이 헤드라이트를 위로 비춘다면, 여러분의 아래쪽 등은 자연스러운 곡선을 잃게 될 것이다 - 그리고 당신은 분명히 멀리 시야를 보며 운전할 수 없을 것이다(아래 그림3 참고)!

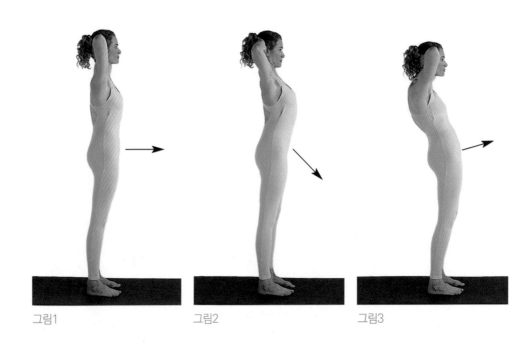

그림1   그림2   그림3

자연스럽게 가장 좋은 중립 위치에 올 때까지 골반을 앞뒤로 기울여보고 헤드라이트의 균형을 잡아보도록 한다. 중립 위치를 유지하기 위해 복근을 써야 한다는 것을 기억한다. 그리고 이제 골반기저근과 스마일 근육도 결합하여 중립을 강화한다!

복근 - 힘의 거들(The Abs - Your girdle of strength)

조셉 필라테스는 복근을 힘의 '거들'이라고 불렀다. 왜냐하면 복근은 실제로 몸통을 여성의 거들처럼 감싸고 있기 때문이다. 그리고 복근을 제대로 사용하는 법을 익히면 Spanx®(여성의 보정속옷 종류)는 필요 없기 때문에 영원히 버릴 수 있다!

당신의 몸은 양파의 층과 유사한 네 개의 다른 층의 복근을 가지고 있다. 첫 번째로 가장 깊은 층은 복횡근(Transverse abdominals)이라 불린다. 그들의 주된 기능은 기침이나 재채기와 같이 깊게 숨을 내쉬었을 때 강하게 수축하는 것이다. 복횡근이 수축할 때, 당신의 아랫배는 평평해야 한다. 이러한 액션을 '복부를 가라앉히는 것(scooping, 스쿱핑)'이라고 부른다. 한쪽 엉덩이뼈에서 다른쪽 엉덩이뼈까지 허리에 벨트를 낮게 매고 있는 모습을 상상하면서 걸치기 연습을 할 수 있다. 코로 깊게 들이마시고, 입으로 내쉬며 골반의 중립 위치를 유지하면서 엉덩이 벨트를 한 단계 더 조이고, 엉덩이 뼈를 더 가까이 끌어당기고 있다고 상상해 보자(아래 그림1 참고).

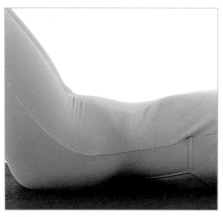
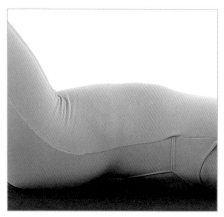

그림1

그림2

반대 작용은 '복부를 내미는 것(pooching)'이다. 필라테스를 시작하는 많은 사람은 실수로 복횡근을 가라앉히기보다는 내밀도록 훈련해 왔다는 것을 알게 된다(위의 그림2 참고). 인내심을 갖고 계속해서 빔 원리(B.E.A.M. Fundamentals)를 연습한다면 이 또한 지나갈 것이다.

복부의 두 번째와 세 번째 층은 내복사근(internal oblique)와 외복사근(external oblique)라고 불리며, 몸의 앞쪽을 가로질러 반대쪽 대각선으로 달린다. 저자는 몸통 앞에 그려진 두 개의 삼각형을 시각화하는 것을 좋아한다. 첫 번째 삼각형은 양쪽 엉덩이뼈를 지나는 수평선을 밑부분으로 사용하며, 꼭지점은 배꼽에 닿는다. 두 번째 삼각형은 역삼각형이며, 그 점은 배꼽에도 닿지만, 그 기저부는 늑골의 앞쪽을 가로질러 수평으로 뻗어 있다(아래 그림1 참고). 복사근을 결합시키기 위해 다시 한번 숨을 내쉬고, 당신의 두 삼각형의 점들이 교차하고 나서 약간 겹쳐지는 것을 상상해본다(아래 그림2 참고).

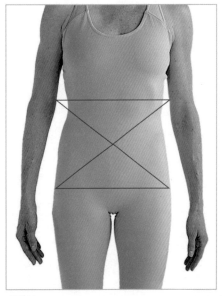

그림1

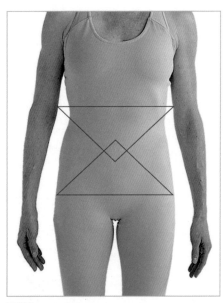

그림2

복부의 네 번째 및 가장 표면층은 복직근(rectus abdominis)이다. 이 근육은 치골에서 가슴뼈까지 수직으로 뻗어 있다. 사실상 복직근은 완벽하게 형성된 '식스 팩'을 가지고 있다는 것에 자부심을 느끼는 보디 빌더들로 인해 '허영적인' 근육으로 간주된다. 저자는 복직근을 쓰는 것을 이미지화하기 위해 매우 꽉 끼는 청바지나 점프수트의 지퍼를 올리는 것을 생각하기를 좋아한다.

필라테스 파워하우스(The Pilates powerhouse)

제1장에서 언급했듯이, 필라테스 방법은 몸의 움직임이 강하고 중심이 되는 파워하우스에서 나와야 한다는 개념에 기초한다. 파워하우스는 골반기저근, '스마일' 근육(Smile muscle), 하복부 근육 그리고 허리 근육으로 구성되어 있다. 이 모든 근육이 동시에 수축할 때 파워하우스가 작동한다(이것을 동시수축, 즉 co-contraction이라고 한다). 그리고 이 책에 제시된 연습을 수행하는 것뿐만 아니라 물건을 들어올리거나 허리를 구부리는 데 가장 도움이 되는 방법은 파워하우스를 사용하는 것이다. 따라서 이 개념을 제대로 실행하기 위해 노력해야 한다.

파워하우스를 확인하려면 한 손은 아랫배 앞쪽에, 다른 한 손은 허리 위에 놓는다. 코로 깊게 들이마시고, 입으로 내쉬면서 아랫배를 위로 당기며 등 쪽으로 가라앉힌다고 생각한다. 숨을 완전히 내쉬면, 허리가 가늘어지면서 양쪽 손이 더 가까워질 것이다. 조셉 필라테스는 이 동작을 '배꼽에서 척추(navel to spine)'라고 불렀다. 배꼽부터 척추까지 여러 번 연습한 후 골반기저근, 지퍼, 힙 벨트, 스마일 근육의 지지대를 동시에 추가한다. "축하합니다. 방금 파워하우스(Powerhouse)를 확인했습니다!"

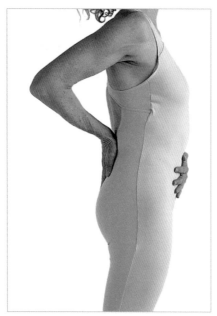 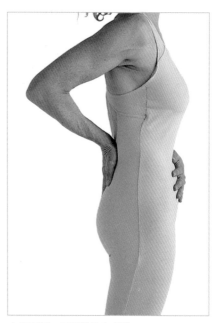

숨 들이마시기 – 파워하우스 이완   숨 내쉬기 – 파워하우스 사용

건물의 위층(The upper stories of your building)

당신의 늑골, 가슴, 어깨, 목 그리고 머리는 건물의 위층이라고 상상한다. 척추 위로 올라갈수록 더 많은 자세 문제로 인해 하체의 정렬 불량이 얼마나 반영되고 균형이 잡히지 않는지 쉽게 알 수 있다. 등, 어깨, 목 근육이 팽팽하면 긴장성 두통을 유발할 수 있으며, 어깨가 말려 보이는 것은 확실히 사람을 나이 들어 보이게 만든다. 그리고 물론, 저자가 전에 언급했듯이, 나쁜 자세는 당신의 에너지를 약화시킬 수 있다.

이상적 자세 및 잘못 정렬된 자세를 다시 한 번 살펴보고(28, 31, 32쪽 참고), 이번에는 어깨, 목, 머리의 수직 위치에 주목한다. 이상적인 정렬에서 어깨 관절은 고관절 위에 수직으로 일직선 상에 있고, 귓볼은 어깨 관절 위에 수직으로 떠 있다. 머리가 척추에 적절히 균형을 잡으면 턱뼈의 선이 목구멍의 수직선상에 있게 된다.

숨을 내쉬면서 몸통 앞에 있는 두 개의 삼각형이 합쳐지는 이미지로 돌아가 보자. 이렇게 하는 동안 거울을 향해 옆으로 돌아 보자. 그리고 내외복사근을 결합하는 것은 어깨를 엉덩이 위쪽 수직인 선에서 움직이게 함으로써 실제로 당신의 자세를 개선할 수 있다.

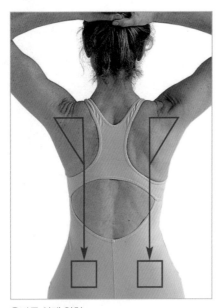
올바른 어깨 위치

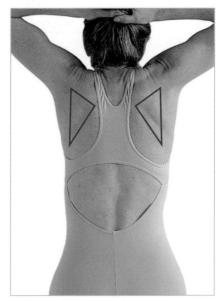
잘못된 어깨 위치

이제 당신의 어깨뼈의 평평한 삼각형 모양의 뼈가 뒤쪽 늑골을 껴안고 있다고 상상해 보자. 이 이미지를 시각화하는 것이 어떻게 어깨 앞을 열기 시작하는지 주목한다. 숨을 들이마시고 내쉬면서 어깨뼈의 아랫부분을 등 아래로 끌어내어 뒷주머니로 미끄러져 들어가는 모습을 상상해 보자(42쪽의 올바른 어깨 위치 참고). 이때 몸 앞에 있는 삼각형들이 분리되지 않도록 한다! 팔에 힘을 빼고 몸 옆에서 자유롭게 매달리도록 해 본다.

이제 "네"라고 고개를 끄덕여 본다. 목 뒤의 근육을 길게 하는 것에 초점을 맞추어 척추 위에서 머리의 균형을 잡는다. 이 새로운 자세로 눈을 똑바로 앞으로 향하게 하고, 몸 전체를 한 번 더 스캔한다. 파워하우스를 사용하지만 과도한 긴장은 풀도록 한다.

동시에 발의 삼각대를 통해 지구와의 연결을 느끼고, 정수리에서 천장까지 거대한 꼭두각시 끈에 매달려 있다고 상상해 본다. 저자는 이러한 이미지를 '양방향 에너지(two-way energy)'라고 부른다. 왜냐하면 그것은 몸이 반대 방향으로 동시에 늘어나게 하기 때문이다.

양방향 에너지와 눈의 초점을 유지하면서, 앞꿈치 위로 올라감으로써 균형을 테스트한다. 체중을 앞꿈치에 걸쳐 균형을 유지하고(아래 그림1 참고), 발이 밖으로 나가거나 안으로 들어가지 않도록 한다(아래 그림2와 3 참고). 균형을 잡으려고 할 때 몸 전체가 앞으로 혹은 뒤로 넘어지고 있다면, 그것은 당신의 자세가 여전히 정확하게 균형을 잡지 못하고 있다는 것을 말해 준다.

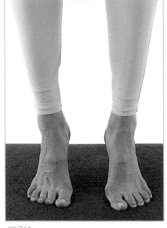
그림1

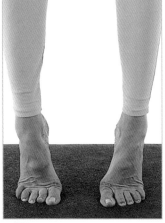
그림2

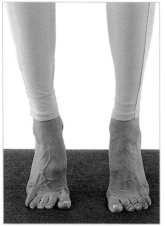
그림3

자세 팁
(Posture tips)

하루 종일 바른 자세를 유지하기 위해 다음과 같은 팁을 명심한다.

* 숄더백 대신 배낭을 메고 다녀라. 숄더백을 들고 다녀야 한다면, 어깨가 기울어지는 것을 피하기 위해 매일 어깨를 바꿔라.
* 다리를 꼬고 앉지 않는다.
* 앉기 전에 바지 뒷주머니에서 지갑을 꺼낸다(남자의 경우).
* 디스플레이 랙을 사용하여 컴퓨터 화면 위에 용지를 직접 놓는다. 그렇지 못한 경우, 키보드의 어느 쪽에 문서를 놓을지 번갈아 선택하여 항상 같은 방향으로 머리를 돌리지 않도록 한다.
* 신발의 닳은 밑창을 교체한다.
* 만약 힐을 신는다면, 날마다 신발의 모양과 높이가 다른 것을 번갈아 신는다. 그리고 높은 힐은 허리가 휘게 만들 수 있다는 것을 명심한다.
* 아기의 체중을 지탱하기 위해 한쪽 어깨와 엉덩이를 구부리지 않도록 아기 캐리어나 슬링으로 아기를 안아준다. 캐리어가 없다면 가능하면 엉덩이에 걸치는 방향을 바꿔가며 아기를 안는다.
* 허리를 굽히거나 무거운 물체를 들어올릴 때 등이 아닌 다리에서 몸을 굽힌다.
* 파워하우스의 근육을 사용하여 척추를 항상 중립적으로 유지한다.
* 물체를 들어올릴 때 숨을 내쉬면서, 물체를 운반할 때 중심에 가깝게 유지한다.

여전히 꼭두각시 끈이 정수리를 통해 당신을 매달고 있는 것을 느끼면서, 발뒤꿈치를 바닥으로 천천히 내려라. 당신은 시작할 때보다 키가 크고 가벼워지는 것을 느껴야 한다.

앉는 방법(How to sit)

이 장에서는 이상적으로 서 있는 자세에 대해 이야기했다. 하지만 의자에 앉으면 척추에 무슨 일이 일어날까? 특히 바닥에 앉으면? 제대로 앉지 못한 적이 있는가? 허리가 긴장되거나 고관절이 뻣뻣하거나 햄스트링이 짧아서 똑바로 앉지 못한 적이 있는가?

'키가 커지듯이 앉는다(sitting up tall)'는 자세에서 필라테스 매트 운동과 빔 원리 (B.E.A.M. Fundamentals)에서의 호흡을 연습한다. 어느 정도 매트 위에 편안하게 앉을 수 있는지 소도구와 함께 실험해 볼 가치가 있다. 양반자세로 앉은 아래 사진을 보자. 우리가 이미 앞에서 본 몇몇 나쁜 자세들과 유사한 점을 알아차릴 수도 있다.

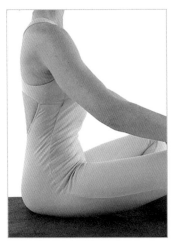 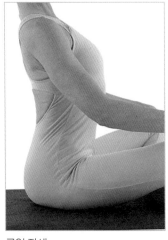 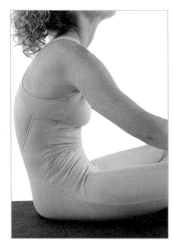

바르게 앉은 자세   군인 자세   뒤틀린 자세

학생들이 상대적으로 서 있는 자세가 좋은 것을 자주 볼 수 있지만 매트 위나 바닥에 앉아 있을 때는 그렇지 못한 경우가 있다. 이러한 유연성의 부족은 척추의 좋은 정렬을 방해하고 필라테스 매트운동을 하는 데 확실히 방해가 된다. 만약 당신이 이 사람들 중 한 명이라면 어떻게 할 것인가?

접힌 목욕 타월, 딱딱한 담요 또는 베개를 쌓아 자신을 위한 작은 왕좌를 만들어 보자. 엉덩이는 왕좌에 올려놓고 발목은 바닥에 둔다. 왕좌가 얼마나 높거나 낮은지는 중요하지 않지만, 일반적으로 유연성이 부족할수록 더 높아져야 한다. 엉덩이 위쪽으로 앉으면서 척추를 길게 할 수 있도록 충분히 높이 올린다(꼭두각시 끈의 이미지를 기억하고, 위로 당겨지는 자신을 느껴라).

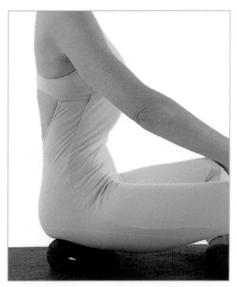

바르게 앉은 자세를 위해 쿠션을 사용한다.

만약 이렇게 앉아있을 때 고관절이 불편함을 느낀다면, 베개나 수건을 무릎 아래에 놓아 이 자세로 지탱하도록 하는 실험을 해본다. 유연성이 높아짐에 따라 지지대의 높이를 점차 줄일 수 있으며 언젠가는 지지대가 전혀 필요하지 않을 수도 있다. 하지만, 중요한 점은 당신이 앉을 때 편안하고 키가 커짐을 느끼는 것이라는 사실을 기억한다. 그렇게 함으로써 호흡과 운동 지도를 적절하게 실행할 수 있다.

자세에 대한 수업은 이게 전부이다. 당신은 올바르게 서 있는 자세와 앉는 자세의 구성 요소를 알고 있고, 자신의 자세를 평가할 기회를 가졌기 때문에 이제는 신체를 움직일 때이다. 다음 장에서는 프리필라테스(pre-pilates) 워밍업 프로그램인 빔 원리 (B.E.A.M. Fundamentals)를 배우도록 한다.

시작하기
(Getting started)

빔 원리(B.E.A.M. Fundamentals) 연습을 시작하기 전에 다음 사항을 명심한다.

＊이러한 운동프로그램을 하는 데 있어 건강상의 문제가 없는지 확인한다.

＊임신 중이거나 몸 상태가 좋지 않거나 운동을 해본 적이 없다면, 이 프로그램이나 운동 프로그램을 시작하기 전에 의사와 상의한다.

＊식사 30분 후 세션을 시작한다.

＊수분 보충을 위해 충분히 물을 마시고, 편안함을 느낀다.

＊편안하지만 몸에 맞는 옷을 입는다. 그래야 몸이 제대로 정렬된 모습을 보고 느낄 수 있다.

＊만약 머리가 길다면 묶도록 한다.

＊운동할 수 있는 충분한 공간이 있는지 확인한다. 팔을 머리 위로 반듯하게 뻗고 누울 수 있는 충분한 공간이 필요하다. 만약 팔이나 다리가 벽이나 가구에 부딪힌다면 다른 운동 공간을 찾아봐야 할 것이다.

＊시작하기 전, 운동 중에 사용할 몇 가지 소도구를 준비한다. 패드 같은 것을 대거나 매트를 준비한다. 약간 무거운 무게의 소도구, 약 1m 길이의 (또는 더 긴) 운동 밴드 그리고 단단한 베개나 접은 수건 등.

적어도 앉을 수 있는 큰 접이식 목욕 타월 하나와 누울 때 머리와 목을 지탱하기 위해 접거나 둥글게 만 작은 핸드 타월부터 시작한다.

필요에 따라 언제든지 다른 도구를 추가하거나 쓰면 된다.

Part Two

움직임

Your Body in Motion

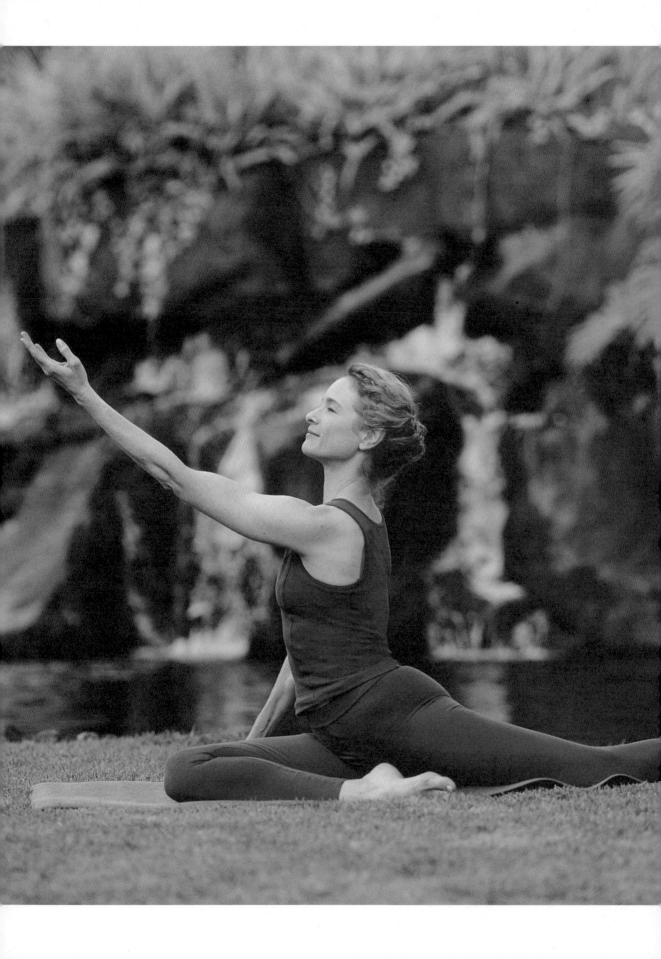

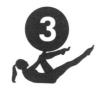

기초학습 세팅하기: 빔 원리
(B.E.A.M. Fundamentals)
(SETTING THE FOUNDATION: B.E.A.M. FUNDAMENTALS)

좋은 자세의 기초는 발이라고 이야기한 것처럼 빔 원리(B.E.A.M. Fundamentals)를 아는 것은 필라테스의 기본이 된다. 이러한 준비 동작들은 신체와 정신을 워밍업하게 되고 다음 장에서 연습할 클래식 매트 동작들을 실행하고 이해하는 데 더욱 도움이 된다.

빔(B.E.A.M.)의 약어를 앞에서 설명했듯이, 'B'는 호흡(Breathe)를 뜻하고 신체의 안과 밖을 자연스럽게 드나드는 호흡을 어떻게 관찰하는지 보게 될 것이다. 그리고 호흡을 의식적으로 전신과 마음을 통해 에너지(Energize) 즉 'E'화 시키기 위해 더욱 역동적으로 조절한다. 신체와 마음을 연결하기 위해 가장 심부에 있는 복근을 쓰는 것을 이해하도록 한다. '힘의 거들'을 이해하며 숨을 내쉴 때 골반저근을 쓰도록 유도한다.

'A'는 정렬(Align)을 뜻하며, 이것을 움직임과 통합시키고 모든 움직임을 지탱하기 위한 뼈의 구조를 시각화한다. 움직임을 하기 전에 가장 최선인 뼈의 구조에 대한 정렬을 시각화 할 수 있다면 움직임의 더욱 효율적으로 전환되며 신체에 대한 스트레스를 덜 받게 된다.

마지막으로 'M'은 움직임(Move)으로, 빔 원리(B.E.A.M. Fundamantals)의 마지막 요소이며, 호흡, 에너지 그리고 정렬에 대한 지식을 역동적인 움직임으로 적용하는 것이다. 이러한 원리는 매우 즐거운 경험이 되고 필라테스, 스포츠 경기 혹은 산책 같은 가벼운 걸음까지도 새롭게 느끼게 할 것이다.

이 책의 활용 팁(Helpful Hints)

빔 원리(B.E.A.M. Fundamantals)에 대한 용어가 각각의 동작에 모두 제시되어 있다. 다음 설명은 빔(B.E.A.M.)에 대해 다시 간략하게 요약한 내용이다.

* 호흡(Breathe)은 각 동작에 대한 호흡패턴을 제시한다.

* 에너지(Energize)는 동작을 구현할 때 떠올릴 수 있는 일종의 이미지 혹은 시각화한 큐잉법이다(큐잉: 필라테스 지도방법 혹은 일종의 팁이다. 보통 말로 하거나 상상기법, 손으로 터치하는 것을 모두 큐잉이라고 부른다.).

* 정렬(Align)은 각 동작에서 중요한 정렬의 핵심을 짚고 있다.

* 움직임(Move)은 처음부터 끝까지의 움직임이 파노라마처럼 연결되어 있으며, 사진을 통해 전체적인 움직임을 순서대로 보여준다.

빔 원리(B.E.A.M. Fundamentals)는 이미 알고 있는 동작에 새로운 스킬을 더할 수 있는 점진적인 단계로 구성되어 있다. 각 동작의 기초를 배우는 데 충분히 시간을 투자하여 이 책에서 제시하는 것과 같이 순서대로 학습하도록 한다. 한 동작을 충분히 숙련할 때까지 다음 동작으로 넘어가지 않는다. 각 동작을 최대한 마스터할 때까지 연습하게 되면 강한 파워하우스를 갖게 되며 더욱 효율적인 호흡 조절력을 증진시킬 수

주의

빔 원리(B.E.A.M. Fundamentals)를 순서대로 배우는 데 예외가 하나 있다. 등 신전(Back Extensions, 80쪽 참고)에서 비행기(Airplane, 82쪽 참고) 동작을 대신 옵션으로 할 수 있다.

이 책에서는 등 근육을 강화시키는 데 두 가지 방법을 제시하고 있다. 그 이유는 등 신전이라고 부르는 엎드린 자세를 오랫동안 취할 수 없는 사람도 있기 때문이다. 따라서 비행기(Airplane) 동작은 네발기기 자세에서 등 신근을 강화시킬 수 있는 대체 동작으로 매우 훌륭하다.

하지만 이전에 준비 동작으로 팔꿈치 푸시업(Elbow Push-Ups)을 먼저 하는 것을 잊지 않는다.

있다. 그리고 강하고 우아하고 자연스런 흐름을 가진 움직임을 갖게 될 것이다.

동작을 시작할 때 각 동작마다 바디스캔(Body Scan)이라는 특정한 큐잉을 제시하고 있다. 이것은 각 동작에 대한 주의사항을 관찰하고 큐잉을 제시할 수 있는 메모이다. 우리가 일반적으로 범할 수 있는 잘못된 동작패턴을 아주 예리하게 볼 수 있도록 바디스캔(Body Scan)에 따로 사진을 넣어 쉽게 파악할 수 있게 하였다.

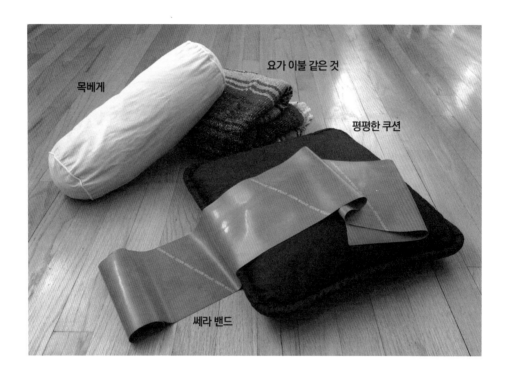

위의 사진은 이 책의 동작을 하는 동안 사용되는 소도구들이다.

＊목베개는 바르게 누운 자세에서 머리를 받칠 때 쓰인다.

＊요가 이불 혹은 비치타월 등은 앉은 자세에서 키가 커지듯이 앉을 때 보조해 준다.

＊평평한 쿠션은 머리 아래 받친다(목베개 대신 사용). 만약 이게 더 편하다면 이것을 사용하고 그렇지 않으면 평평한 쿠션을 고관절 아래쪽에 댄다. 엎드린 자세에서 허리가 타이트해 질 때 사용하면 된다.

＊밴드는 넓이, 색깔 그리고 저항도가 다 다르다. 한 개 혹은 몇 개의 다른 종류를 사용하고 근력, 유연성 그리고 운동의 패턴에 따라 적절하게 사용한다.

앉은 자세에서 호흡하기(Seated Breathing)

당연히 호흡 자체를 조절하는 것부터 동작을 시작해야 합니다. 필라테스 동작은 리듬이긴 하지만 음악에 대한 리듬이 아니기 때문에 동작을 하는 동안 호흡 조절을 정확하게 하는 것이 매우 중요합니다. 두 종류의 호흡을 사용할 수 있습니다. 하나는 천천히 깊게 하는 것이고 다른 하나는 빠르게 박자감을 타며 하는 호흡입니다. 서로 다른 호흡패턴으로 동작마다 정확한 다이나믹함을 줄 수 있습니다.

호흡(Breathe)
코로 마시고 입으로 내쉽니다. 최대한 크게 마시고 내쉬도록 합니다.

에너지(Energize)
마치 늑골부위(혹은 가슴우리)가 아코디언인것처럼 수평으로 팽창됨을 느끼세요.
지퍼를 올리듯이, 골반에 벨트가 채워진 듯이, 배꼽이 척추 쪽으로 가라앉듯이 그래서 마치 삼각형을 만들 듯이 상상해보세요.

정렬(Align)
바로 세운 자세(그림3 참고)에서 골반 위에 어깨가 위치해 사각형 모양을 이룬 것처럼 보입니다.
내쉴수록 키가 더 커진다고 상상해보세요.

MOVE

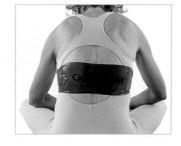

그림1
＊시작할 때, 늑골을 밴드로 감싸도록 합니다. 폐 쪽을 등 쪽으로 연다고 생각하며 등을 둥글게 만듭니다. 내쉬면서 숨을 최대한 내보냅니다. 내쉴 때, 마치 바지 지퍼를 올린다고 생각하며 배꼽을 가라앉힙니다.

그림2
＊코로 깊게 마시며, 늑골을 감싸 밴드가 뒤로 그리고 양쪽 옆으로 팽창되게 합니다. (만약 밴드에 글자가 새겨져 있다면, 들이마실 때 그 글자가 늘어난다고 보면 됩니다.) 가능한 어깨를 움츠리지 말고 목에 힘을 주지 마세요. 폐가 풍선이라고 상상하며 숨을 들이마십니다. 입으로 내쉴 때에도 편안한 상태를 유지하며 하세요. 깊게 그리고 천천히 코로 마시고 입으로 내쉬면서 호흡 6회에서 8회 반복합니다.

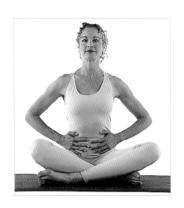

그림3
＊밴드를 빼고 양반다리를 하고 키가 커진 듯이 앉습니다. 양손을 하복부에 대고 손가락은 폅니다. 마치 벨트를 찬 것처럼 상상하며 양쪽 고관절은 마치 헤드라이트가 있는 것처럼 상상하세요. 입으로 내쉬면서 벨트를 조이듯이 수축합니다.

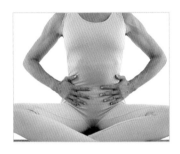

그림4
＊5번 카운트를 세며 마시면서 늑골의 뒤와 양옆으로 팽창시킵니다.

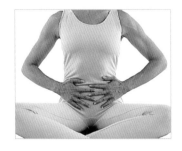

그림5
＊5번 카운트에 내쉬면서 지퍼를 수직으로 올리고 벨트는 양쪽에서 수축하듯이 조인다고 상상합니다. 손가락 끝은 배꼽 쪽을 향하고 있고 내쉴 때 손끝이 서로 마주 닿는다는 느낌으로 조이세요. 천천히 깊게 5세트 호흡을 진행합니다.
1세트당 5번 카운트를 세며 마시고 내쉽니다. 그러고 나서 호흡의 리듬을 빨리 합니다. 2번 카운트에 코로 마시고 2번 카운트에 입으로 내쉽니다. "흠흠 그리고 후후" 이런 소리가 납니다. 10회 반복합니다.

옵션(Options)
＊이 자세에서 바로 몸을 세우기 힘들다면, 엉덩이 밑에 접은 수건이나 단단한 베개를 깔고 앉으세요. 그렇다면 고관절이 열린 상태가 되면서 척추가 더 길어짐을 느낄 수 있습니다. 만약 고관절 부위가 너무 타이트하다면 무릎 아래 베개를 대어 지지하면 좋습니다.

바디스캔(Body scan)
＊호흡을 연습하면서 처음부터 머릿속이 가볍게 느껴지기는 어렵습니다.
＊만약 호흡 연습을 하면서 어지럽거나 힘들다면 호흡을 잠시 멈추세요. 혹은 횟수를 줄이세요. 자신의 페이스를 조절하며 늘리는 게 중요합니다. 그리고 속이 메스껍거나 어지러워도 멈추도록 합니다.

연결(Transition)
＊앉은 자세에서 팔 들기(Seated for Arm Raises)로 동작을 이어갑니다.

앉은 자세에서 팔 들기(Arm Raises)

팔을 들면서 호흡 연습과 움직임을 함께 통합시킬 수 있습니다. 팔을 들어올리는 것은 폐를 완전히 부풀리는 것을 촉진합니다. 귀에서 어깨가 멀어지듯이 어깨를 움츠리지 않도록 하면서 안정을 유지하는 데 집중합니다. 팔을 들어올리는 상황에서도 마찬가지입니다.

호흡(Breathe)

마시면서 머리 위로 팔을 올립니다. 내쉬면서 팔을 내리며 원위치합니다.

에너지(Energize)

마치 꼭두각시 인형에 달린 줄을 상상하며 머리 위에 왕관이 천장에 매달려 있다고 생각하세요. 줄을 천장 쪽으로 당기면 척추를 길게 만들며 고관절에서 멀어진다고 생각하세요.

정렬(Align)

어깨는 계속 고관절 위에 바로 수직선상에 같이 있고 내 배에 있는 삼각형 모양이 팔을 머리 위에 올릴 때도 모양을 유지한다고 생각합니다.

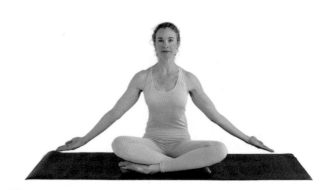

그림1

＊팔을 길게 양쪽으로 편하게 뻗은 상태에서 시작합니다. 손바닥은 천장을 향하고 매트나 바닥에서 약간 띄웁니다. 입으로 내쉬면서 원위치합니다.

MOVE

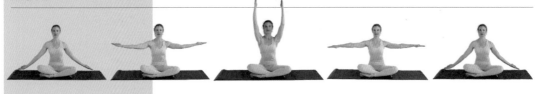

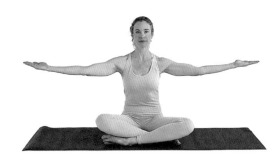

그림2

＊손바닥을 바깥쪽으로 돌리면서 내쉬며 팔을 내립니다. 손바닥을 바닥을 향해 뒤집으면서 다시 시작합니다. 6번 반복합니다.

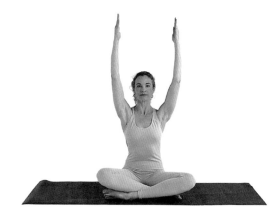

그림3

＊마시면서 팔을 위로 올립니다. 손바닥은 계속 천장 쪽을 향하다 올릴 때 서로 마주봅니다.

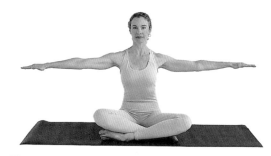

그림4

＊머리 위로 끝까지 올릴 때 마시는 호흡으로 끝내고 손바닥을 서로 마주봅니다. 양방향 에너지를 기억하세요. 팔을 뻗되 어깨는 계속 움츠리지 않도록 합니다.

옵션(Options)

＊팔을 머리 위로 올릴 때 V자 모양을 만드세요. 마치 어깨가 들어올리는 것처럼 합니다.

바디스캔(Body scan)

＊견갑골이 마치 미끄러지듯이 뒷주머니에 꽂힌다는 느낌을 생각합니다.

＊어깨를 움츠리지 말고 팔을 머리 위로 올리세요(42쪽 참고).

연결(Transition)

＊고양이 자세(Cat)로 연결합니다.

고양이 자세(Cat)

팔라테스는 인간이 태어나서 갓난아이에서 성인으로 진화하는 과정을 연구한 메소드이기도 합니다. 조셉 필라테스는 그래서 네발기기 자세에서 영감을 얻어 동작을 만들었습니다. 이 동작은 척추의 가동성과 안정성 모두에 좋습니다. 빔 원리(B.E.A.M. Fundamentals)를 통합하며 호흡 조절, 순환 그리고 척추의 리드미컬한 움직임에 특히 집중하기 좋습니다.

호흡(Breathe)
내쉬면서 등을 둥글게 맙니다.
마시면서 아치 형태로 등을 신전
합니다.

에너지(Energize)
꼭두각시 인형처럼 줄에 매달려
있다고 상상합니다. 정수리에 왕
관이 있고 척추에서 꼬리뼈까지
하나의 줄로 연결됨을 느끼며 등
뒤에 벽이 있다고 생각합니다.

정렬(Align)
무릎은 고관절 아래 그리고 손은
바로 어깨 아래 오도록 위치하도
록 유지합니다.

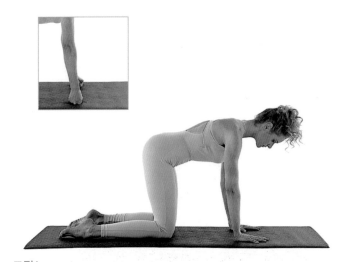

그림1
＊마치 몸을 테이블처럼 만듭니다. 손은 바로 어깨 아래, 무릎은 고관절 아래 오게 위치합니다. 손목을 구부리는 게 힘들면 주먹을 쥐어 지탱합니다. 늑골의 옆과 뒤로 숨을 들이마십니다.

MOVE

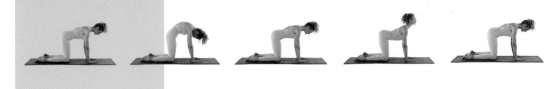

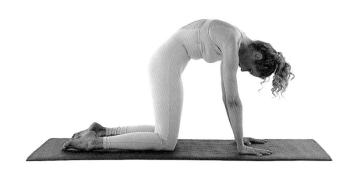

그림2

＊내쉬면서 배꼽을 쏙 집어넣으며 등을 마치 화가 난 고양이처럼 둥글게 맙니다. 마치 정수리에 있는 왕관과 꼬리뼈가 서로 당긴다고 생각합니다.

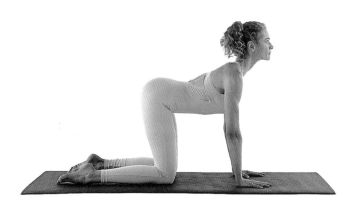

그림3

＊마치 늙은 말처럼 숨을 들이 마시면서 다시 등을 아치형태로 만듭니다. 이때, 배의 힘을 풀지 않고 몸의 앞쪽은 늘린다고 생각하며 복부는 계속 힘을 놓지 않습니다. 천천히 고양이에서 말이 되는 것처럼 4번 반복합니다.

옵션(Options)

＊손목이나 팔꿈치가 불편하다면, 팔꿈치를 구부려 팔 앞쪽으로 지탱합니다.

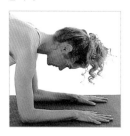

바디스캔(Body scan)

＊어깨가 솟지 않도록 하고 팔꿈치가 과신전 되게 하지 않습니다.

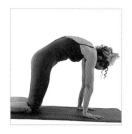

＊목을 지나치게 들지 않습니다.

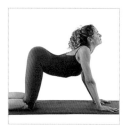

연결(Transition)

＊등을 대고 누워서 무릎을 당겨 무릎 끌어안기(Knee Hugs)로 연결합니다.

무릎 끌어안기(Knee Hugs)

이 동작은 바로 누운 자세에서 이 장의 기본이 되는 모든 시리즈에 대한 준비 동작으로 볼 수 있습니다. 마치 복부가 허리 쪽으로 '떨어지듯이' 느끼면서 복부를 사용하면 완벽한 세팅이 됩니다. 당연히 서서 하는 자세에서도 마찬가지입니다. 골반중립과 목이 편안한 상태를 유지하는 데 집중합니다. 고관절의 움직임을 독립적으로 만들어 보는 데에도 집중합니다.

호흡(Breathe)
마시면서 편안한 자세를 취합니다. 내쉬면서 양팔로 무릎을 끌어안습니다.

에너지(Energize)
척추에서 꼬리뼈까지 긴 일직선을 만든다고 생각합니다. 견갑골은 마치 뒷주머니에 꽂는 느낌으로 내리고 가슴은 활짝 폅니다.

정렬(Align)
머리 뒤에 작은 베개를 대서 목의 편안한 상태와 자연스러운 커브를 만들도록 합니다.

MOVE

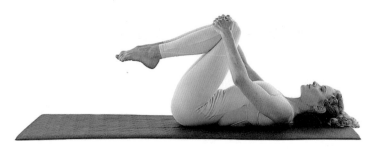

그림1
＊작은 베개를 머리와 목에 두고 동작을 진행합니다. 손은 무릎 앞 정강이 쪽을 잡고 팔꿈치는 양옆으로 넓게 폅니다. 어깨는 귀에서 멀어지도록 합니다. 코로 깊게 마시면서 준비자세를 취합니다.

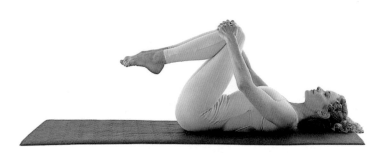

그림2
＊입으로 충분히 내쉬면서 무릎을 끌어안습니다. 마시면서 힘을 풉니다. 2번 반복합니다.

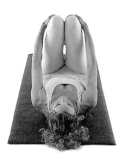

그림3

＊ 마지막 횟수를 진행할 때, 마시면서 준비자
세로 돌아갑니다.

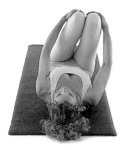

그림4

＊ 내쉬면서 무릎을 당겨 오른쪽 겨드랑이 쪽
으로 끌어당깁니다.

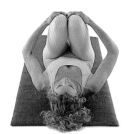

그림5

＊ 계속 내쉬면서 양쪽 무릎을 가슴 중앙으로
가져옵니다.

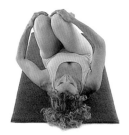

그림6

＊ 내쉬는 호흡으로 마무리하면서 양쪽 무릎
을 왼쪽 겨드랑이 방향으로 끌어당깁니다.

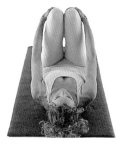

그림7

＊ 마시면서 준비자세로 돌아갑니다. 3세트를
반복하되 내쉬는 타임에 가슴 중앙으로 양쪽
무릎을 당기도록 합니다. 나머지 3세트는 반
대 방향으로 반복하도록 합니다.

옵션(Options)

＊ 무릎에 문제가 있는 경우는 손을
무릎 뒤쪽에 대도록 합니다.

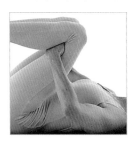

바디스캔(Body scan)

＊ 무릎을 가슴 쪽으로 끌어당기되
어깨 쪽으로 당기지 않습니다.
＊ 중립 자세로 목을 유지합니다.
머리를 너무 뒤로 젖히지 않습니다.

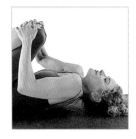

연결(Transition)

＊ 오른쪽 무릎을 당기고 왼쪽 다리
는 펴면서 무릎 젓기(Knee Stirs)로
연결합니다.

무릎 젓기(Knee Stirs)

이 동작은 고관절구 내에서 허벅지뼈 즉 대퇴구의 독립적인 움직임을 유도하는 동작입니다. 이 동작을 통해 고관절의 유연성과 동작을 진행하는 동안 고정을 위한 골반 안정성 간의 균형이 필요함을 인지할 수 있습니다. 처음에는 작은 범위로 움직이고 내쉬면서 복부를 더 사용하며 준비자세로 돌아갑니다.

호흡(Breathe)

마시면서 원을 그리면서 무릎을 젓습니다. 내쉬면서 원을 마무리합니다.

에너지(Energize)

고관절구에 대퇴골을 마치 절구통에 절구를 가볍게 넣고 젓는 것처럼 상상해봅니다.

정렬(Align)

파워하우스(혹은 코어)를 쓰면서 골반이 안정되게 유지합니다. 고관절 아래 다리의 정렬을 유지하며 마치 한 다리로 서있는 것처럼 상상합니다.

MOVE

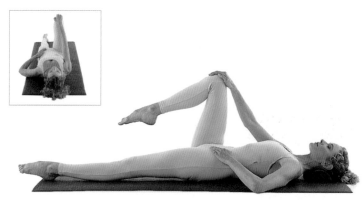

그림1

＊왼쪽 골반에 왼쪽 손을 올리고 오른손으로는 오른쪽 무릎을 감쌉니다.

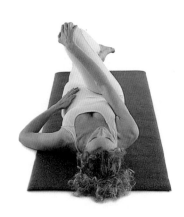

그림2

＊숨을 들이마시면서 가볍게 잡은 쪽 무릎을 젓습니다. 이때, 오른쪽 허벅지를 지나면서 왼쪽 겨드랑이 쪽을 향하게 합니다.

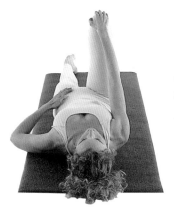

그림3
＊ 무릎을 다시 내리며 몸의 중앙을 지나 원위치합니다.

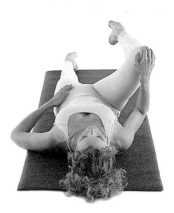

그림4
＊ 내쉬면서 무릎을 겨드랑이 바깥쪽으로 벌립니다. 왼쪽 골반은 돌아가지 않도록 잘 고정합니다.

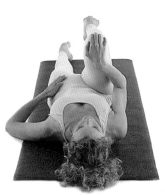

그림5
＊ 무릎을 가슴 쪽으로 지나면서 원을 마무리합니다. 다리를 바꿀 때 깊게 마십니다. 내쉬는 호흡에 왼쪽 무릎을 가슴 쪽으로 가져오며 오른쪽 다리를 바닥으로 쭉 폅니다. 오른쪽 손을 오른쪽 골반에 둡니다. 왼쪽 손으로 왼쪽 무릎을 감쌉니다. 각 방향으로 3번 반복합니다.

옵션(Options)

＊ 한쪽 다리를 바닥에 완전히 폈을 때, 허리와 다리가 불편하다면 지지하고 있는 다리의 무릎을 구부립니다. 그리고 발바닥은 매트나 바닥에 댑니다.

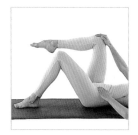

바디스캔(Body scan)

＊ 무릎을 저을 때 양쪽 골반이 최대한 움직이지 않게 합니다. 마치 양쪽에 헤드라이트가 있다고 생각하고 이 양쪽 헤드라이트가 앞을 같이 비춘다고 상상합니다.

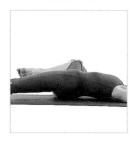

연결(Transition)

＊ 양쪽 무릎을 구부리고 골반 기울기(Pelvic Tuck and Arch) 동작으로 연결합니다.

골반 기울기(Pelvic Tuck and Arch)

이 동작은 누운 자세에서 골반중립을 찾을 수 있게 도와줍니다. 또한 둔근을 동원하지 않고 능동적으로 하복부 힘을 쓸 수 있도록 해줍니다. 움직임은 작지만 매우 정확하고 호흡과 함께 하는 협응력이 중요합니다. 제2장에서 이미 수직 정렬을 연습하면서 이 스킬을 연습했습니다(38쪽 참고).

호흡(Breathe)

내쉬면서 골반을 살짝 올립니다. 마시면서 다시 골반으로 아치를 만듭니다.

에너지(Energize)

척추부터 꼬리뼈까지 길게 그리고 유연성을 가지고 움직이며 양쪽 골반은 계속해서 천장 쪽을 향합니다.

정렬(Align)

팔을 펴고 몸 양쪽에 둡니다. 손바닥은 매트나 바닥을 누릅니다. 어깨와 귀는 멀어진 상태에서 발바닥의 삼각대를 마치 매트나 바닥에 뿌리를 내리는 것처럼 누릅니다.

MOVE

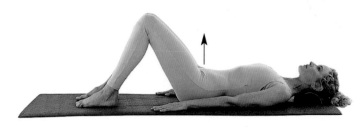

그림1

＊누운 자세에서 무릎을 구부리고 척추중립을 만듭니다. 발은 골반 넓이만큼 벌립니다. 팔은 좌우로 펴서 양쪽 몸 옆에 위치합니다. (주의: 동작을 하는 동안 팔위치는 이와 같습니다. 골반의 움직임을 나타내기 위해 이 사진에서는 팔위치를 변경하였습니다.)

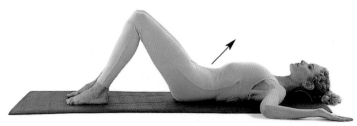

그림2

＊내쉬면서 하복부를 평평하게 만들고 골반을 살짝 들어올립니다. 치골이 위로 살짝 접히면서 양쪽 골반에 있던 헤드라이트가 턱 쪽으로 향해 비춘다고 생각합니다. 복부 심부쪽 근육을 쓰면서 척추를 평평하게 합니다. 하지만 둔근의 도움을 받지 않습니다.

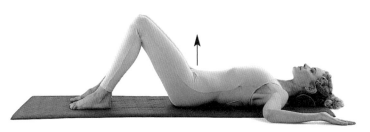

그림3

＊마시면서 척추중립자세로 돌아갑니다. 내쉬면서 정렬은 그대로 유지한 채 중립자세를 유지합니다.

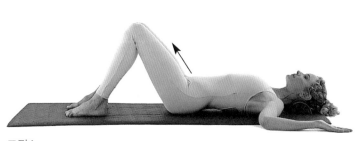

그림4

＊마시면서 허리 아래쪽을 살짝 아치 형태로 만듭니다. 허리와 매트 사이의 공간은 매우 작습니다. 치골이 아래쪽으로 기울면서 양쪽 골반의 헤드라이트가 무릎 쪽을 향합니다. 허리와 매트 사이의 공간이 약간 벌어집니다.

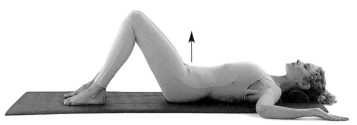

그림5

＊내쉬면서 중립자세로 돌아갑니다. 일단 천천히 시작하다가 빠르게 4번 정도는 골반 기울기를 진행하되 중립자세도 멈추지 않습니다.

옵션(Options)

＊동작을 이어가면서 발을 더 멀리 떨어뜨려 난이도를 높여 봅니다.

바디스캔(Body scan)

＊둔근이나 허리 아래쪽에 힘이 들어가지 않도록 합니다. 하복부 힘을 최대한 독립적으로 쓰면서 척추를 평평하게 만들고 배가 튀어나오지 않게 합니다.

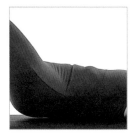

＊골반 아치 형태를 작게 만들고 허리까지 휘지 않게 합니다. 허리 중간이나 위까지 아치를 만들지 않습니다.

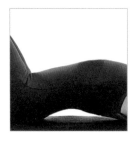

연결(Transition)

＊베개를 빼고 턱 기울기와 목 아치(Chin Tuck and Neck Arch)로 연결합니다.

턱 기울기와 목 아치(Chin Tuck and Neck Arch)

이 동작은 머리, 목 그리고 어깨의 중립을 찾는 동작입니다. 척추가 머리를 떠받치고 움직이되 편안하고 효율적인 자세를 취합니다.

호흡(Breathe)

내쉬면서 턱을 기울거나 혹은 들도록 합니다. 마시면서 중립자세로 돌아갑니다.

에너지(Energize)

마치 꼭두각시 줄에 매달린 것처럼 머리 위에 왕관을 쓴 것처럼 목을 길게 유지합니다.

정렬(Align)

머리는 중립자세를 만들되 턱뼈가 목에서 알맞은 각도를 유지할 수 있도록 합니다. 골반중립상태에서 목과 매트 간의 간격이 어느 정도 유지됩니다.

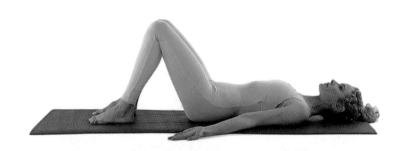

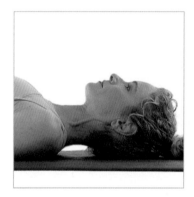

그림1
＊ 마시며 척추중립을 유지하며 무릎을 구부립니다. 발은 평평하게 바닥에 대고 팔을 펴서 양쪽 몸 옆에 둡니다. 손바닥은 위를 향합니다.

MOVE

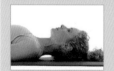 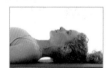 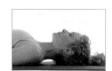

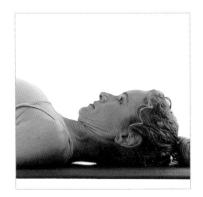

그림2

＊ 내쉬며 턱을 가슴 쪽으로 기울입니다. 매트 쪽에 뒷목을 길게 만듭니다.

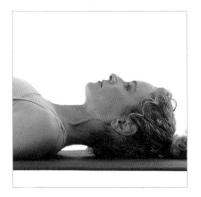

그림3

＊ 마시며 힘을 풀고 다시 중립자세를 취합니다.

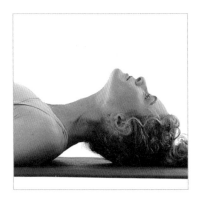

그림4

＊ 내쉬며 목을 들어올립니다. 뒤쪽에 있는 벽을 향한다 생각하며 위아래로 시선을 향합니다. 마시며 중립자세로 돌아갑니다. 4번 반복하고 중립자세에서 멈춥니다. 그러고 나서 빠른 횟수로 내쉴 때 턱을 기울이고 마실 때 목을 들면서 진행합니다.

옵션(Options)

＊ 만약 어깨에 너무 힘이 들어가면 팔을 좀 더 넓게 벌립니다. 그리고 손바닥을 위로 향합니다.

바디스캔(Body scan)

＊ 목을 지나치게 휘면서 턱을 들지 않습니다. 그렇게 되면 경추를 누르게 됩니다.

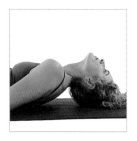

＊ 동작을 진행하는 동안 계속 어깨와 귀는 멀어지도록 간격을 유지합니다.

연결(Transition)

＊ 매트를 벽 쪽으로 가까이 가져가서 머리와 목에 베개를 대고 피스톤(Pistons) 동작으로 연결합니다.

피스톤(Pistons)

이 동작은 다리를 움직이는 동안 안정된 중립자세를 유지하기 어려운 자세를 의도적으로 만들어줍니다. 쉬워 보이나 제대로 하게 되면 다리를 움직이는 동안 척추중립을 유지하기 위해 복부근육을 많이 쓰게 됩니다.

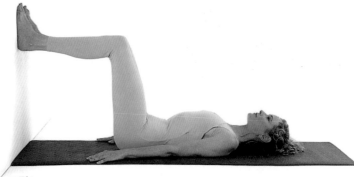

그림1

＊척추중립을 유지하고 누워서 발은 바닥에 둡니다. 팔은 길게 뻗으며 양쪽 몸 옆에 둡니다. 처음에는 마시고 내쉴 때 아무런 움직임을 하지 않습니다. 하지만 지퍼를 잠그고 벨트를 채우고 배꼽은 척추 쪽으로 가라앉히며 삼각부위를 만드는 것을 생각합니다.

호흡(Breathe)

내쉬면서 한쪽 발을 올립니다. 마시면서 반대 발을 올립니다.

에너지(Energize)

지퍼를 잠그거나 벨트가 채워졌다고 상상합니다. 발을 들기 전에 전체적인 몸의 삼각부위를 안정적으로 유지합니다.

정렬(Align)

발의 삼각대를 안정화시키며 골반 넓이만큼 벌립니다. 90도로 구부린 상태를 유지하며 정강이는 매트와 평행을 이루도록 합니다. 머리 밑에 베개를 둡니다.

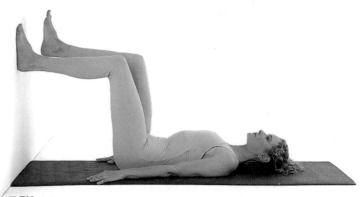

그림2

＊다시 마시고 내쉬며 오른쪽 발을 약간 벽 쪽에서 뗍니다. 마시고 발을 바꿉니다. 3번 반복합니다.

MOVE

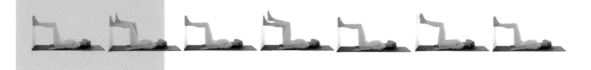

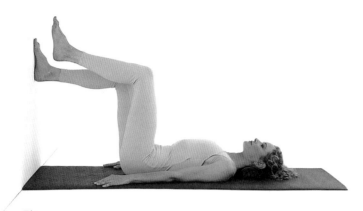

그림3

＊마시고 내쉬며 다시 처음에는 움직이지 않습니다. 마시고 내쉬는 숨에 왼쪽 발을 약간 벽 쪽에서 뗍니다. 마시고 다시 발을 바꿉니다. 3번 반복합니다.

난이도를 올리는 동작을 해봅니다. 마시고 내쉬며 처음에는 안정을 유지하며 움직이지 않습니다. 마시고 내쉬며 오른쪽 발을 떼고 잠시 그대로 멈춥니다. 마시고 내쉬며 왼쪽 발을 뗍니다. 마시고 양쪽 발을 뗀 상태를 유지합니다. 내쉬며 오른쪽 발을 이번에는 떼고 잠시 마시며 멈춥니다. 내쉬며 왼쪽 발로 바꿉니다.

다음은 패턴을 바꿉니다. 마시고 움직이지 않다가 내쉬며 왼쪽 발을 뗍니다. 잠시 멈춥니다. 마시고 다시 내쉬며 오른쪽 발을 뗍니다. 마시며 두 다리 모두 들어 올린 상태를 유지합니다. 내쉬며 왼쪽을 뗍니다. 마시며 멈춥니다. 그리고 내쉬며 오른쪽 발을 뗍니다. 3세트 반복합니다.

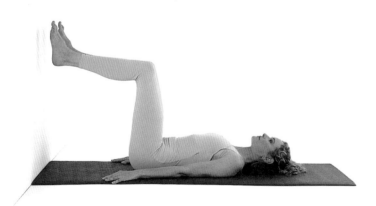

그림4

＊마시고 내쉬며 움직이지 않습니다. 지퍼를 잠그고 벨트를 채우며 배꼽을 척추 쪽으로 가라앉으며 삼각부위를 만듭니다. 다시 마시며, 내쉬며 동시에 두 발을 벽에서 뗍니다. 척추중립을 유지하며 복부를 계속 사용하여 가라앉힙니다. 마시고 발을 다시 벽에 댑니다. 3번 반복합니다.

옵션(Options)

＊난이도를 높이려면 바닥에 발을 두고 이 동작을 합니다.

바디스캔(Body scan)

＊팔은 계속 몸의 양쪽에 편 상태를 유지하고 어깨는 귀와 멀어집니다. 목과 턱에 힘을 뺍니다.

＊숨을 내쉴 때 복부의 힘을 풀지 않습니다.

연결(Transition)

＊누운 자세를 유지하며 골반 넓이 만큼 발을 벌려 골반프레스(Pelvic Press)로 연결합니다. 그리고 베개는 빼도록 합니다.

골반프레스(Pelvic Press)

이 동작은 필라테스 개념 중 '척추분절과 각인하듯이(spinal articulation and imprinting)'를 수련하기 위한 매우 훌륭한 동작입니다. 매트에서 척추를 하나하나씩 떼듯이 움직이고 다시 누울 때 척추를 하나하나씩 매트에 각인하듯이 움직입니다.

호흡(Breathe)
마시며 안정을 유지하고 내쉬며 움직입니다.

에너지(Energize)
척추를 마치 진주목걸이라고 상상합니다. 진주를 하나씩 뗀다고 생각하며 꼬리뼈부터 시작해서 골반을 브릿지 상태로 올릴때까지 움직입니다.

정렬(Align)
발의 삼각대가 벽이나 매트에 단단히 고정되어 있다고 생각합니다.

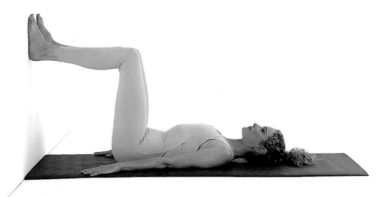

그림1

＊마시며 준비합니다. 척추중립을 유지하며 벽에 발을 댄 상태에서 발을 골반 넓이만큼 벌립니다. 팔을 길게 뻗으면 몸 양쪽에 둡니다. 코로 들이마실 때 척추 전체가 길어지는 느낌을 갖습니다. (베개를 빼세요!)

MOVE

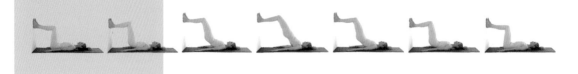

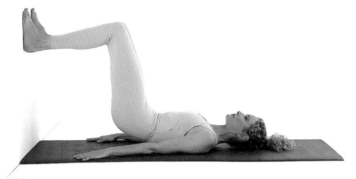

그림2

＊내쉬면서 골반을 말아올립니다. 이번에는 이 동작을 위해 둔근을 사용합니다.

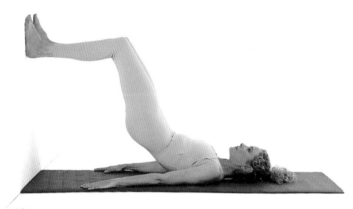

그림3

＊척추 하나씩 분절하며 매트에서 하나씩 뗀다고 생각하면서 올라갑니다.

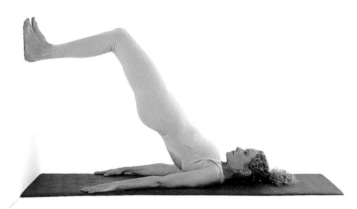

그림4

＊마시며 가장 높이 올라간 상태에서, 내쉬며 매트에 척추 하나씩 각인시키듯이 다시 롤다운하도록 합니다. 준비자세로 돌아갑니다. 4번 반복합니다. 무릎을 가슴 쪽으로 끌어안아 잠시 휴식을 취합니다.

옵션(Options)

＊난이도를 높이려면 이 동작을 발을 내리고 바닥에서 시작합니다.

바디스캔(Body scan)

＊내 몸 앞쪽에 있는 삼각부위가 튀어나오지 않도록 합니다.

＊등이 너무 휘지 않도록 합니다. 만약 허리가 불편하다면 너무 많이 올라간 상태이거나 스마일 근육(골반근육)을 쓰지 않는 상태입니다.

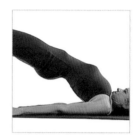

연결(Transition)

＊벽에 발을 대고 있다면 발을 내리고 중간에 모으며 크로스레그 폴(Cross-Leg Fall) 동작으로 연결합니다. 머리와 목에 베개를 빼도록 합니다.

크로스레그 폴(Cross-Leg Fall)

이 동작은 목과 어깨의 불편함이 없이 복사근을 쓰게 하는 매우 좋은 동작입니다. 허리도 날씬하게 만들고 사선 방향으로 허리를 바닥에 도장찍듯이 내리며 등을 강화시키기도 합니다.

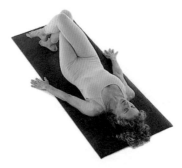

호흡(Breathe)
처음에는 마시는 숨에 움직이지 않습니다. 내쉬면서 움직입니다.

에너지(Energize)
매트 중간에 마치 고속도로가 있는 것처럼 중앙선을 따라 한쪽으로 기울입니다. 각인을 찍듯이 움직입니다.

정렬(Align)
중립자세를 취하며 무릎을 구부립니다. 베개를 목이나 머리 뒤에 둡니다. 발은 모으고 팔은 펴서 몸 양쪽에 둡니다.

MOVE

그림1
＊ 깊게 마시고 내쉬며 중심을 지키며 준비 자세를 취합니다.

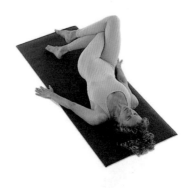

그림2
＊ 오른쪽 다리를 들어 왼쪽 다리 위를 교차해 허벅지 위로 다리를 꼽니다. 마시고 다리를 꼰 상태를 유지합니다.

그림3
＊ 내쉬며 양쪽 다리를 오른쪽으로 기울입니다. 양쪽 어깨는 매트에 고정하고 머리는 중립자세를 유지합니다. 마시고 자세를 유지합니다. 내쉬면서 천천히 왼쪽 늑골을 매트 쪽으로 내립니다. 등 상부쪽 척추를 각인하며, 배꼽은 척추 쪽으로 골반벨트를 차듯이 그리고 지퍼을 잠그듯이 유지하고 내쉬는 숨으로 마무리하며 준비자세로 돌아갑니다.

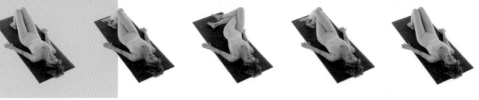

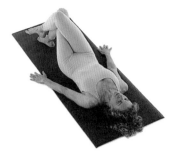

그림4

＊ 마시고 준비하며 오른쪽 다리를 왼쪽 다리 위로 교차하도록 합니다. 내쉬며 다시 오른쪽으로 기울입니다. 3번 반복합니다.

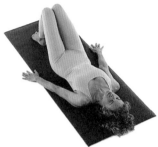

그림5

＊ 오른쪽 다리를 풀고 매트에 발을 올려놓습니다.

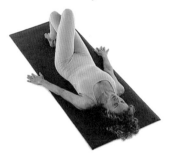

그림6

＊ 깊게 마시고 내쉬며 왼쪽 다리를 오른쪽 허벅지 위로 꼬을 때 중심을 지킵니다. 다시 마시며, 꼬은 상태를 유지합니다.

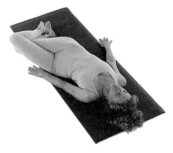

그림7

＊ 내쉬며 양쪽 다리를 왼쪽으로 기울입니다. 양쪽 어깨는 매트에 고정하고 머리는 중립자세를 유지합니다. 마시고 자세를 유지합니다.

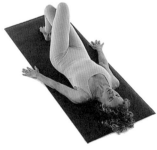

그림8

＊ 내쉬면서 천천히 오른쪽 늑골을 매트 쪽으로 내립니다. 등 상부 쪽 척추를 각인하며, 배꼽은 척추 쪽으로 골반벨트를 차듯이 그리고 지퍼을 잠그듯이 유지하며 내쉬는 숨으로 마무리하며 준비자세로 돌아갑니다. 마시고 준비하며 왼쪽 다리를 오른쪽 다리 위로 교차하도록 합니다. 내쉬며 다시 왼쪽으로 기울입니다. 3번 반복합니다.

옵션(Options)

＊ 작은 공이나 테니스 공을 양손에 잡습니다. 내쉴 때 중립자세를 취하며 볼을 움켜쥡니다. 어깨는 내리고 복사근에 힘을 씁니다.

바디스캔(Body scan)

＊ 동작을 하는 동안 상체는 고정하고 머리도 중립자세를 유지합니다.

＊ 고관절이나 둔근을 써서 준비자세로 돌아가지 않게 합니다. 이 부위는 편안한 상태에서 복부의 힘만 사용하여 척추를 각인찍듯이 움직입니다.

연결(Transition)

＊ 왼쪽 다리를 풀고 발을 매트에 댑니다. 무릎을 구부리고 발은 골반 넓이만큼 벌리며 꼭두각시 팔(Puppet Arms)로 연결합니다.

꼭두각시 팔(Puppet Arms)

이 동작은 강화라기보다는 이완 동작으로 볼 수 있습니다. 중력의 힘을 이용해서 어깨를 귀에서 멀어지듯이, 견갑골의 움직임과 늑골의 후방에서 사용되는 움직임을 배울 수 있습니다. 일단 상체의 동작을 정확하게 하게 되면 강화 동작으로 이어갈 수 있습니다.

호흡(Breathe)

마시며 팔을 매트에서 떨어뜨리는 느낌으로 올리고 내쉬면서 팔을 내립니다.

에너지(Energize)

손가락에 마치 꼭두각시 줄이 매달려 있다고 상상합니다. 줄을 당겼다 늦췄다 하는 느낌을 느껴봅니다.

정렬(Align)

팔이 몸통에서 90도 직각 형태를 이루고 동작을 하는 동안 척추중립을 유지합니다.

MOVE

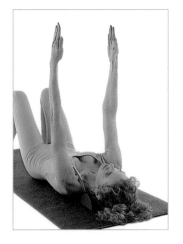

그림1
＊척추중립을 유지하며 무릎은 구부리고 발은 골반 넓이만큼 벌리고 바로 눕습니다. 양쪽 팔을 천장 쪽으로 뻗으며 어깨에서 수직선상으로 뻗습니다. 손바닥은 서로 마주 봅니다. 내쉬면서 완전히 폐에서 숨을 내보내며 준비자세를 취합니다.

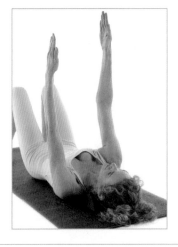

그림2
＊마시고 오른쪽 어깨를 매트에서 뗍니다. 손끝이 천장 쪽에 닿을 듯이 뻗습니다.

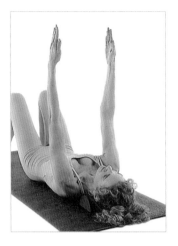

그림3

＊내쉬면서 어깨를 다시 매트 쪽으로 내립니다.

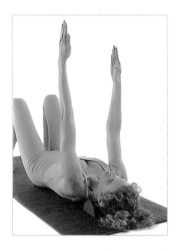

그림4

＊마시면서 왼쪽 어깨를 매트에서 뗍니다. 손끝이 천장 쪽에 닿을 듯이 뻗습니다.

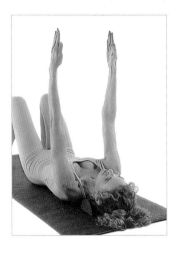

그림5

＊내쉬면서 어깨를 매트 쪽에 내립니다. 한쪽 팔마다 3번 반복합니다. 그러고 나서 양쪽 팔을 같이 하는 것을 3번 반복합니다.

옵션(Options)

＊1kg 정도 무게의 도구를 잡고 합니다.

바디스캔(Body scan)

＊어깨를 천장 쪽으로 들어올리되 귀 쪽으로 으쓱하지 않게 합니다. 목은 편한 상태를 유지합니다.

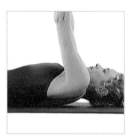

연결(Transition)

＊손바닥을 바닥 쪽을 향하게 하고 팔로 원을 그리기(Arm Circles)로 연결합니다.

팔로 원 그리기(Arm Circles)

이 동작은 몸통을 안정화하면서 타이트한 어깨와 등 상부 근육를 풀어주는 데 도움이 됩니다. 처음에는 작게 원을 그리다가 중력을 이용해 팔이 어깨로부터 자유롭게 움직이도록 합니다.

호흡(Breathe)

몸에서 팔이 멀어질 때는 마시고 가까워질 때에는 내쉽니다.

에너지(Energize)

이 동작을 하는 동안 몸의 삼각 부위를 유지합니다. 손끝이 마치 큰 방울 안쪽을 따라 움직인다고 상상합니다.

정렬(Align)

어깨 위에 팔이 수직선상에 있도록 유지합니다. 손바닥은 발 쪽을 향합니다.

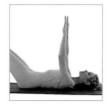

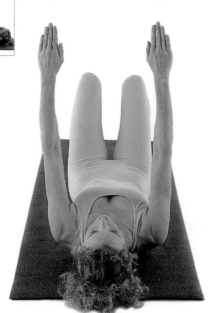

그림1

＊이 동작의 준비자세는 중요합니다. 손바닥은 발 쪽으로 향하면서 시작합니다. 마시고 그다음에 내쉬면서 중심의 힘을 지키도록 합니다.

MOVE

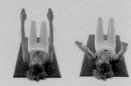 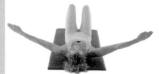 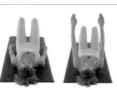

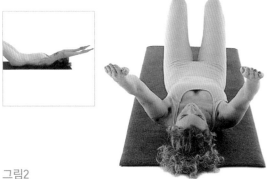

그림2

＊마시고 손을 머리 위로 뻗습니다. 가슴이 나오지 않게 하고 삼각부위는 계속 사용합니다.

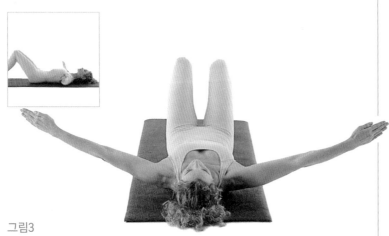

그림3

＊내쉬면서 팔을 양옆으로 벌립니다.

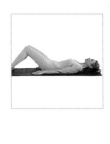

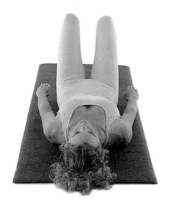

그림4

＊내쉬는 숨으로 마무리하면서 골반 옆으로 팔을 가져오며, 팔로 원을 그리는 상태를 마무리합니다. 손바닥은 바닥을 향합니다. 3번 반복합니다.

옵션(Options)

＊1kg 정도 무게의 도구를 잡고 합니다.

바디스캔(Body scan)

＊팔로 원을 그리는 동안 어깨는 귀에서 멀어지듯이 움츠리지 않습니다. 팔을 머리 위로 들 때에도 내 몸의 삼각부위를 그대로 유지하도록 합니다.

연결(Transition)

＊베개를 빼고 엎드린 자세에서 브이 풀과 팔꿈치 푸시업(V-Pull and Elbow Push-Up) 동작으로 연결합니다.

브이 풀과 팔꿈치 푸시업(V-Pull and Elbow Push-Up)

이 동작은 골반저근, 복부, 둔근 그리고 안쪽 허벅지를 위해 매우 훌륭한 동작입니다. 중력에 대응하여 복부를 쓰게 만들고 누워서 하는 것보다는 엎드려 하는 좋습니다. 팔꿈치로 하는 푸시업은 일반적인 푸시업이나 네발기기 자세보다는 익상견이나 견갑골이 튀어나온 사람들한테 적용할 수 있습니다. 또한 흉추 커브가 평평한 사람한테도 매우 좋습니다. 늑골에 근접한 견갑골 주변 근육을 강화시킵니다. 푸시업이나 비행기(Airplane) 같은 어드밴스 동작을 하기 전에 하면 좋습니다.

호흡(Breathe)

마시고 준비합니다. 내쉬면서 마치 허리 아래 터널이 지나간다고 생각합니다(그림2 참고). 마시고 준비합니다. 내쉬면서 푸시업을 합니다(그림4 참고).

에너지(Energize)

내쉬는 동안 마치 장난감 차가 내 배꼽 아래로 지나간다고 상상합니다(그림2 참고). 팔의 상박부 위로 삼각대 형태를 만듭니다. 팔꿈치는 매트에 고정하고 푸시업을 합니다(그림4 참고).

정렬(Align)

골반을 기울게 되면서 허리에는 자연스런 커브가 만들어집니다(그림2 참고). 푸시업을 할 때, 팔꿈치는 어깨 아래에 오도록 위치합니다(그림4 참고).

MOVE

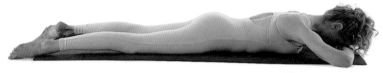

그림1

＊매트에 엎드려서 양손은 이마에 댑니다. 다리는 약간 벌립니다. 들이마십니다.

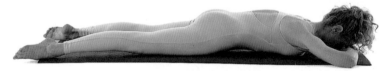

그림2

＊내쉬면서 골반을 기울이며 복부에 힘을 줍니다. 파워하우스 혹은 코어를 쓰며 앞쪽 허리 아래에 터널이 지나가는 것처럼 공간을 띄웁니다. 4번의 카운트를 세며 유지합니다. 마시며 힘을 풉니다. 3번에서 5번 반복합니다.

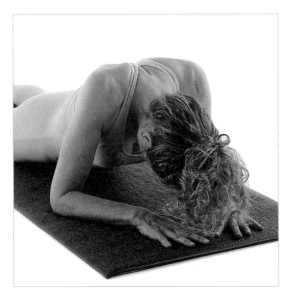

그림3

＊ 마시며 머리를 매트 쪽으로 숙입니다.

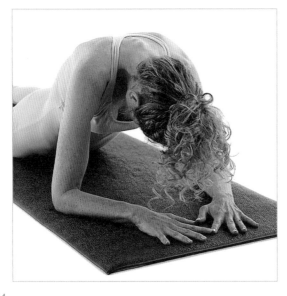

그림4

＊ 내쉬며 푸시업 동작을 합니다. 턱은 가슴 쪽으로 당기고 견갑골을 넓게 오픈 하듯이 스트레칭합니다. 4번의 카운트를 세며 유지합니다. 마시며 힘을 풉니다. 3번에서 5번 반복합니다.

옵션(Options)

＊ 브이 풀 동작에서 만약 허리가 타이트하다면 베개를 고관절 아래 두고 합니다(81쪽 참고).

＊ 만약 팔꿈치 푸시업을 할 때 힘들다면 벽을 이용한 푸시업을 합니다.

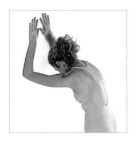

바디스캔(Body scan)

＊ 엉덩이가 들리지 않도록 합니다. 치골을 매트에 누릅니다.

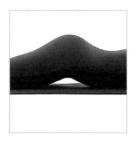

연결(Transition)

＊ 엎드린 자세에서 등 신전(Back Extensions)을 하거나 82쪽에 나오는 비행기(Airplane) 동작으로 연결합니다.

등신전(Back Extensions)

이 동작은 등을 강화하고 어깨를 내리는 데 필요한 근육을 강화시킵니다. 4가지의 형태로 동작을 진행할수 있습니다. 베개를 대거나 상체를 매트에서 띄운 상태로 할 수 있습니다. 각각의 동작에 대해 차례대로 익히며, 이 전 단계의 동작에서 점차 숙련된 단계로 훈련합니다. 처음 단계 자체에서 매우 도움이 되며, 기본기를 마스터 한 후 다음 단계로 넘어갑니다.

호흡(Breathe)
마시고 준비하며 어깨를 내립니다. 내쉬면서 움직입니다.

에너지(Energize)
양방향 에너지를 생각합니다. 머리와 견갑골에 꼭두각시 줄이 매달려 있다고 상상합니다. 견갑골이 뒤쪽 주머니로 꽂힌다고 상상합니다.

정렬(Align)
엎드린 자세에서 이마에 베개를 대면 목의 중립과 정렬에 도움이 되며 코가 부딪히는 것을 피할 수 있습니다.

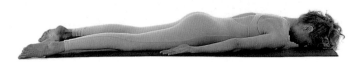

그림1
∗ 매트에 이마를 대고 팔을 몸 양 옆으로 뻗습니다. 손바닥은 위로 향하게 하고 마시면서 준비합니다.

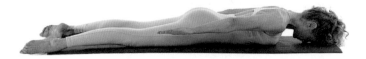

그림2
∗ 내쉬면서 손끝을 발목 쪽으로 길게 뻗습니다. 견갑골이 마치 뒷주머니에 꽂히듯이 어깨를 내립니다. 양쪽 팔을 약간 바닥에서 듭니다. 마시면서 다시 준비자세를 취합니다. 반복합니다.

MOVE

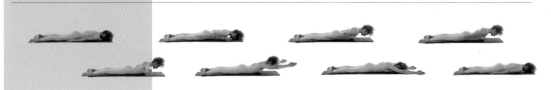

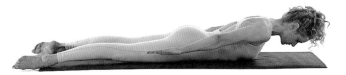

그림3

＊마시고 준비합니다(그림1 참고). 내쉬면서 파워하우스 혹은 코어를 쓰도록 합니다. 매트에서 상체를 들되 몸 전체가 길어지도록 신전을 합니다. 뒷목도 길어집니다. 마시면서 준비자세로 돌아갑니다. 반복합니다.

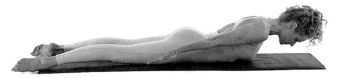

그림4

＊마시면서 준비합니다. 내쉬면서 파워하우스 혹은 코어를 쓰도록 합니다. 매트에서 상체를 들되 몸 전체가 길어지도록 신전을 합니다(그림3 참고). 마시고 자세를 유지합니다. 이때 손바닥을 뒤집어 바닥을 향하게 합니다.

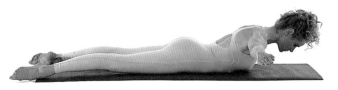

그림5

＊내쉬면서 천천히 팔을 바깥쪽으로 뻗되 어깨 높이까지 올립니다. 손바닥은 바닥을 향하게 합니다. 몸을 길게 만들며 매트 쪽으로 내립니다. 마시며 준비자세로 돌아갑니다. 손바닥은 위로 향합니다. 4번째와 5번째 단계를 반복합니다.

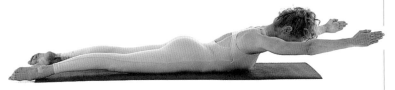

그림6

＊마시며 준비합니다. 내쉬며 파워하우스 혹은 코어를 쓰도록 합니다. 매트에서 상체를 들되 몸 전체가 길어지도록 신전을 합니다(그림3 참고). 마시고 자세를 유지합니다. 이때 손바닥을 뒤집어 바닥을 향하게 합니다(그림4 참고). 내쉬면서 천천히 팔을 바깥쪽으로 뻗되 어깨 높이까지 올립니I다(그림5 참고). 마시고 자세를 유지하며, 손바닥을 앞쪽으로 돌립니다. 내쉬면서 머리 위로 팔을 V자 모양으로 만듭니다. 어깨는 계속 내립니다. 몸을 길게 만들며 매트 쪽으로 내립니다. 마시며 준비자세로 돌아갑니다. 손바닥은 위로 향합니다. 반복합니다.

옵션(Options)

＊만약 목이 쉽게 경직된다면 이마에 베개를 대서 편한 상태로 만듭니다. 그리고 팔을 움직이는 동작만 진행합니다.
＊허리가 타이트한 경우 엉덩이 아래에 베개를 놓습니다.

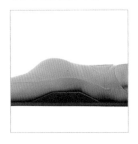

바디스캔(Body scan)

＊너무 목이 과신전 되지 않게 합니다. 그리고 어깨를 으쓱하지 않도록 합니다.

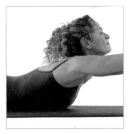

연결(Transition)

＊준비자세로 돌아갑니다(그림1 참고). 휴식자세를 취합니다. 82쪽 동작으로 연결합니다.

비행기(Airplane)

이 동작은 등 신전(Back Extensions) 동작 같은 엎드린 자세가 불편한 사람들에게 매우 좋습니다. 이 동작은 등 신근, 둔근, 햄스트링을 포함해서 뒤쪽 전체의 근육을 강화하는 데 매우 훌륭한 동작입니다. 동시에 복부근육과 어깨안정근을 써야 하고 골반과 고관절도 같이 써야 합니다.

호흡(Breathe)

내쉴 때 팔과 다리를 들어올립니다.

에너지(Energize)

손끝에서부터 발끝까지 신전자세를 취할 때 몸을 길게 만들며 에너지를 내보낸다고 생각합니다.

정렬(Align)

동작을 하는 동안 어깨와 고관절의 중립자세를 유지합니다.

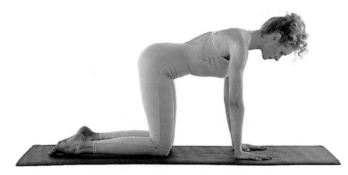

그림1

* 마치 몸이 테이블이 된 것과 같은 자세를 취합니다. 무릎은 고관절 아래 손은 어깨관절 아래 오도록 합니다. 마시고 내쉬며 준비자세를 취합니다. 다시 한 번 마십니다.

MOVE

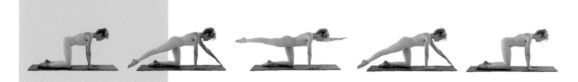

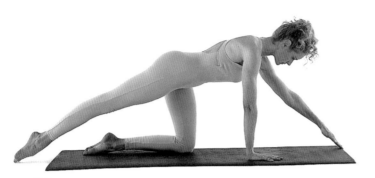

그림2

＊ 내쉬면서 반대쪽 팔과 다리를 매트를 따라 뻗습니다. 바닥에 닿는 것을 유지한 상태에서 뻗습니다. 파워하우스 혹은 코어를 사용하고 골반은 고정합니다. 견갑골도 뒷주머니에 꽂는 것처럼 생각하며 으쓱하지 않도록 합니다. 마시고 자세를 유지합니다.

옵션(Options)

＊ 만약 어깨가 으쓱하게 되면 팔을 어깨 높이까지 수평으로 들지 말고 올릴 수 있는 높이까지 올리며 어깨를 내리도록 안정화하는데 집중합니다.

바디스캔(Body scan)

＊ 양쪽 어깨와 골반의 높이가 같도록 유지합니다.
＊ 다리를 너무 높이 올리게 되면 허리가 전만이 될 수 있습니다.

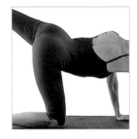

＊ 늑골에 있는 견갑골이 뜨지 않게 합니다.
＊ 팔과 다리를 편 상태를 유지하며 몸통이 매트와 평행이 되게 합니다.

연결(Transition)

＊ 뒤꿈치 쪽으로 엉덩이를 대며 휴식자세(Rest Position)를 취합니다.

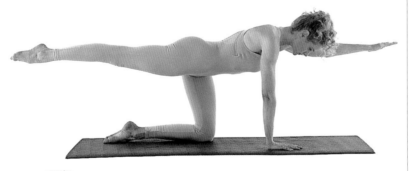

그림3

＊ 내쉬며 팔과 다리를 수평으로 들어올립니다. 마시고 아래쪽을 터치하고 내쉬며 다시 들어올립니다. 터치히고 올리는 것을 3번 반복합니다. 준비자세로 돌아갑니다. 반대쪽도 3번 반복합니다.

휴식자세(Rest Position)

이 동작은 말 그대로 휴식입니다. 늑골 옆과 뒤로 호흡을 하며 깊게 하는 호흡을 연습하기 매우 좋습니다. 또한 허리, 어깨 그리고 목을 이완하기 좋습니다. 다른 동작을 하는 동안에도 언제든지 휴식자세를 취할 수 있습니다.

호흡(Breathe)
깊게 호흡을 하며 휴식자세를 몇 번 진행합니다.

에너지(Energize)
마실 때, 늑골을 마치 아코디언처럼 옆으로 팽창시킵니다. 내쉴 때, 지퍼를 잠그고 허리에 벨트를 채우며 배꼽을 척추 쪽으로 보내며 하복부를 쓰도록 합니다.

정렬(Align)
무릎은 골반 넓이만큼 벌리고 손은 어깨 넓이만큼 벌립니다.

MOVE

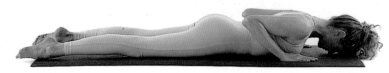

그림1
＊엎드린 자세에서 손바닥은 바닥에 댑니다. 어깨관절 바로 아래 팔꿈치가 오도록 합니다.

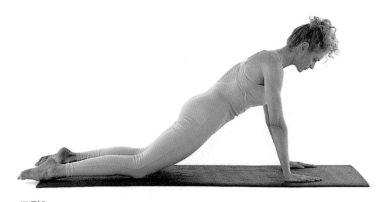

그림2
＊팔을 펴면서 상체를 들어올립니다.

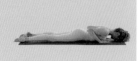
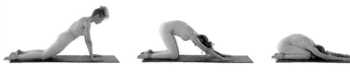

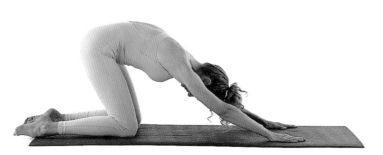

그림3

＊내쉬면서 등을 둥글게 맙니다. 머리는 떨어뜨리고 복부는 계속 쓰도록 합니다.
엉덩이를 뒤꿈치 쪽으로 보냅니다.

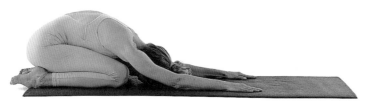

그림4

＊휴식자세에서는 매트에 이마를 대고 뒤꿈치 쪽에 엉덩이를 대고 쉽니다. 팔을
머리 위로 길게 뻗고 손바닥은 바닥에 댑니다. 깊은 호흡을 계속 합니다. 내쉴 때
하복부를 계속 쓰도록 하고 지퍼, 허리벨트 그리고 배꼽을 척추 쪽으로 끌어올리
듯이 상상하는 큐잉을 계속 생각합니다. 이마를 좌우로 움직이며 마치 "아니오"라
고 말하는 것처럼 머리를 움직입니다.
목과 어깨의 타이트한 부분의 힘을 풉니다. 엉덩이가 무겁게 느껴지며 마치 내쉴
때마다 뒤꿈치로 엉덩이가 가라앉는 것처럼 느낍니다.

옵션(Options)

＊팔을 몸 옆쪽으로 길게 펴고 손바
닥은 위를 향합니다. 필요하다면 베
개를 이마, 배, 엉덩이 그리고 발에
둡니다.

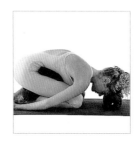

＊주먹을 쥐고 이마에 댑니다.

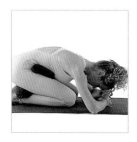

바디스캔(Body scan)

＊호흡을 하며 충분히 폐로 숨을 들
이마시고 내보냅니다.
＊숨을 들이 마실 때, 목과 어깨는
힘을 풉니다.

연결(Transition)

＊등을 대고 누워서 머리와 목에 베
개를 댑니다. 발 구부렸다 펴기와
발목 서클(Foot Flex/Point and
Ankle Circles) 동작으로 연결합니다.

발 구부렸다 펴기와 발목 서클(Foot Flex/Point and Ankle Circles)

발과 발목은 수직적인 자세에서 기초가 되는 신체입니다. 하지만 우리는 종종 동작 시 이것을 간과합니다. 이 동작들을 통해 발과 발목을 강화하고 무릎, 발목 그리고 발의 정렬을 유지하는 훈련을 할 수 있습니다.

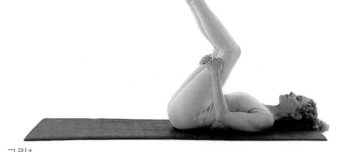

호흡(Breathe)

마시면서 발을 구부리고 내쉬면서 발끝을 폅니다. 마시면서 원을 그리기 시작해서 내쉬면서 원위치합니다.

에너지(Energize)

발을 마치 손처럼 분절한다고 생각합니다. 5개의 발가락 모두를 통해 에너지를 내보낸다고 생각합니다. 발가락을 통해 에너지를 보내면서 원을 가능한 크게 그리도록 해봅니다.

정렬(Align)

고관절의 중심선 아래 무릎관절의 중심선 그리고 발가락 하나씩 중심선을 이어가되 준비자세로 돌아갈 때 이 중심선이 2번째와 3번째 발가락 사이를 지나가도록 정렬을 지킵니다.

MOVE

그림1

＊등을 대고 누운 자세에서 양쪽 다리를 들어올리며 골반 넓이만큼 벌립니다. 무릎은 구부립니다. 허벅지 뒤를 손으로 잡고 지지합니다. 마시고 내쉬면서 발을 편하게 둔 상태로 준비자세를 취합니다.

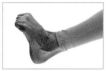

그림2

＊마시면서 시작하고 발을 마치 주먹을 쥐듯이 혹은 발가락을 볼을 잡듯이 움켜줍니다.

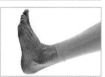

그림3

＊발가락을 펴고 앞발을 구부립니다. 뒤꿈치를 뻗습니다.

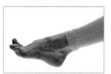

그림4

＊내쉬면서 발끝을 폅니다. 뒤꿈치와 발꿈치를 뻗습니다.

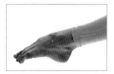

그림5

＊내쉬면서 발끝을 완전히 편 상태에서 마무리합니다. 발가락은 구부리지 않습니다. 다시 발가락과 발꿈치, 뒤꿈치를 구부립니다. 마시면서 다시 발을 주먹처럼 움켜줍니다. 4번 반복합니다.

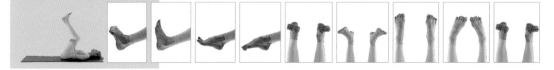

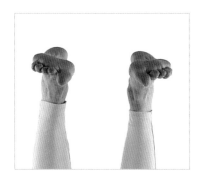

그림6

* 마지막으로 구부렸다 펴기를 할 때 준비자세에서 힘을 풉니다. 고관절, 무릎, 발목 그리고 발이 같은 선상에서 좋은 정렬이 되도록 유지합니다. 그러고 나서 다시 발을 구부립니다. 발가락을 당기며 뒤꿈치로 밀어내듯이 뻗습니다.

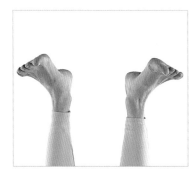

그림7

* 마시며 발을 바깥쪽으로 돌리며 원을 그립니다.

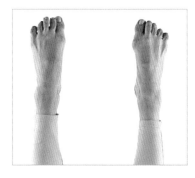

그림8

* 발가락을 움켜쥐지 않은 상태에서 발을 쭉 폅니다.

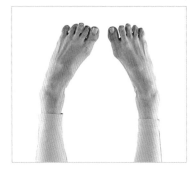

그림9

* 내쉬면서 발을 안쪽으로 돌리고 발을 구부리며 다시 구부린 상태로 돌아갑니다(그림6 참고).
* 원을 하나 그릴 때마다 좋은 정렬을 지키는 지 잠시 멈춥니다. 발을 정확하게 스스로 자동적으로 움직일 때까지 훈련합니다.
* 한쪽 방향으로 4번 원을 그리고 반대로 4번 원을 그립니다.

바디스캔(Body scan)

* 발과 발목의 독립적인 움직임을 유도합니다. 고관절과 무릎은 가능한 고정합니다.

연결(Transition)

* 마지막 원을 그릴 때, 한쪽 발을 매트에 내리고 햄스트링 스트레칭(Hamstring Stretch)으로 연결합니다.

햄스트링 스트레칭(Hamstring Stretch)

클래식 필라테스 동작에서 대부분의 동작을 진행하기 위해 햄스트링이 유연해야 합니다. 이 스트레칭 동작들은 이러한 중요한 근육군, 즉 햄스트링을 독립적으로 쓰는 것을 지도하고 다리 뒤쪽을 열수 있도록 합니다. 스트레칭은 부상을 예방하고 어려운 동작을 준비하는데 도움이 됩니다.

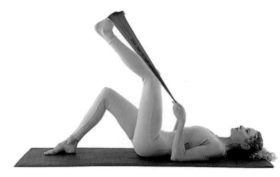

그림1

＊척추중립을 유지하며 바로 누워서 한쪽 다리는 구부려 발은 매트에 둡니다. 밴드를 다른 쪽 발바닥에 걸고 다리를 위로 뻗은 뒤 약간 구부립니다. 마시면서 준비 자세를 취합니다.

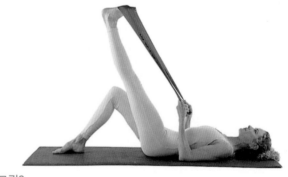

그림2

＊내쉬면서 파워하우스 혹은 코어를 사용하여 밴드를 건 다리 쪽 무릎을 폅니다. 3번 반복합니다. 마지막 횟수에 다리를 폅니다. 마시면서 한번 더 합니다.

MOVE

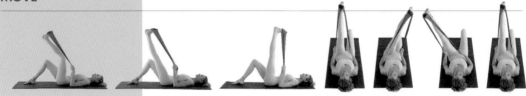

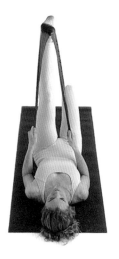

그림3

＊ 내쉬면서 부드럽게 다리를 가슴 쪽으로 당깁니다. 마시면서 스트레칭을 합니다. 내쉬면서 더 깊게 스트레칭합니다. 3번 반복합니다. 다리는 고관절구와 같은 선상에 있게 합니다.

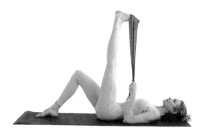

옵션(Options)

＊ 유연하다면 지지하고 있는 다리도 매트 쪽으로 펴도록 해봅니다.

바디스캔(Body scan)

＊ 골반을 기울거나 허리를 매트에서 떨어지도록 하는 것을 피합니다.

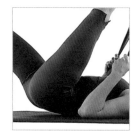

＊ 지지하고 있는 다리는 고관절 아래 오도록 정렬을 유지합니다.

연결(Transition)

＊ 양쪽 무릎을 가슴 쪽으로 당기고 밴드는 한쪽 옆에 둡니다. 양쪽 발을 매트에 내리고 척추중립을 유지합니다. 무릎을 구부려 머리 들기와 늑골 슬라이드(Head Float and Rib Slide) 동작으로 연결합니다.

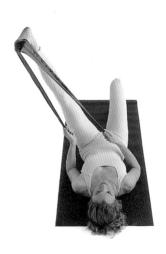

그림4

＊ 스트레칭을 풀고 다리를 반대쪽 몸 쪽으로 살짝 가져옵니다. 반대쪽 어깨 쪽을 향하게 됩니다. 이 스트레칭은 디 어렵기 때문에 너무 무리하지 않도록 합니다. 마시면서 풉니다. 내쉬면 사선방향으로 스트레칭합니다. 3번 반복합니다.

그림5

＊ 다시 풉니다. 다리를 이번에는 같은 쪽 어깨 방향으로 활짝 열도록 합니다. 골반의 위치는 유지합니다. 마시며 풉니다. 내쉬며 더 깊게 스트레칭합니다. 3번 반복합니다. 그리고 나서 다리를 바꿉니다. 준비자세에서 반대쪽 다리로 다시 시작합니다(그림1 참고).

머리 들기와 늑골 슬라이드(Head Float and Rib Slide)

이 두 동작은 전형적인 복부 크런치 동작을 두 단계로 나눈 것입니다. 크런치와는 다르게 천천히 진행하는 움직임입니다. 하복부를 쓰면서 배의 힘이 풀어지는 것을 피하고 내 몸통의 삼각부위가 서로 결합하는 것을 느끼며 매트에서 상체를 들어올립니다.

호흡(Breathe)

마시며 준비하고 내쉬며 들어올립니다.

에너지(Energize)

머리 들기 동작에서는 마치 끓는 물이 담긴 그릇을 잡고 있듯이 머리가 무거워지는 것을 느낍니다. 늑골 슬라이드에서는 맨 아래쪽 늑골을 골반뼈가 잡아당기는 것처럼 느낍니다.

정렬(Align)

움직임을 진행하는 동안 목과 척추의 중립을 유지합니다.

MOVE

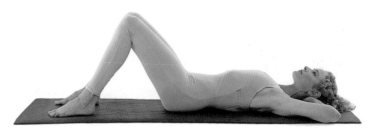

그림1

＊손을 깍지 껴서 머리 뒤를 받칩니다. 팔꿈치는 바깥쪽으로 폅니다. 시선은 바로 천장 쪽을 향합니다. 목은 편안한 상태를 유지합니다. 마시며 준비자세를 취합니다.

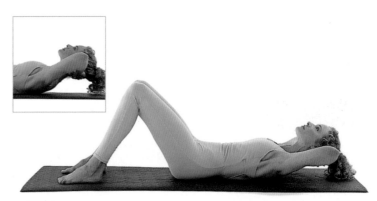

그림2

＊내쉬면서 지퍼를 잠그고 벨트를 채우며 배꼽은 척추 쪽으로 가라앉힙니다. 손안에 머리는 무거움을 느낍니다. 천장 쪽으로 시선을 향하게 하고 척추중립을 유지합니다. 마시며 준비자세로 돌아갑니다. 5번에서 10번 반복합니다. 마지막 횟수에서 머리 들기를 유지하며 늑골 슬라이드 동작으로 이어갑니다.

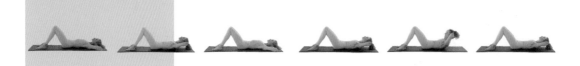

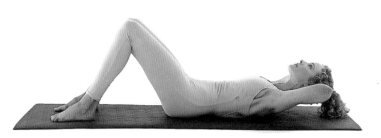

그림3

＊늑골 슬라이드를 시작하기 위해 마지막에 머리 들기 동작에서 멈춥니다. 숨을
들이마십니다.

옵션(Options)

＊목에 긴장이 된다면 수건으로 등
상부와 머리를 지지합니다. 머리 뒤
쪽은 마치 해먹에 매달려 있는 것처
럼 편안한 상태를 유지합니다.

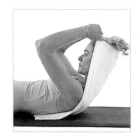

바디스캔(Body scan)

＊머리, 목, 어깨에서 움직임을 유
도하지 않도록 합니다.
＊목 뒤는 길어지는 느낌을 가지며
지나치게 목을 휘지 않도록 합니다.

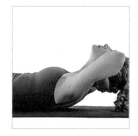

연결(Transition)

＊한쪽 다리를 뻗어 미니 호흡
(Mini Breathing)으로 연결합니다.
파워하우스를 쓰며 배의 힘을 풀지
않도록 합니다.

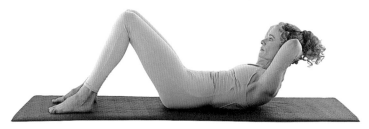

그림4

＊내쉬며 지퍼를 잠그고 골반에 벨트를 채우며 배꼽을 척추 쪽으로 가라앉힙니
다. 상체를 더 높이 들어올립니다. 몸 앞의 삼각부위가 더욱 가까워진다고 생각
합니다. 시선은 무릎을 향합니다. 마시고 다시 머리 들기 위치로 갑니다. 5번에서
10번 반복합니다. 그러고 나서 상체를 매트에 다시 내립니다(그림1 참고).

미니 호흡(Mini Breathing)

이 동작은 첫 번째로 하는 클래식 필라테스 동작이기도 합니다. 헌드레드 동작 호흡에서 완전히 변형된 동작이긴 합니다. 앉은 자세에서 호흡하기(54쪽 참고) 동작에서 박자감 있게 그리고 길게 호흡을 하며 조절할 수 있도록 합친 방법입니다. 그러면서도 복부의 힘을 주면서 하는 이러한 호흡이 바로 필라테스가 좋은 이유입니다.

호흡(Breathe)

마시고 준비합니다. 부드럽게 내쉬며 상체를 들어올리며 늑골 슬라이드(Rib Slide) 자세를 취합니다.

에너지(Energize)

양방향 에너지를 시각화해 봅니다. 머리와 꼬리뼈로부터 양쪽으로 에너지를 보낸다고 생각합니다.

정렬(Align)

동작을 진행하는 동안 척추중립을 유지합니다.

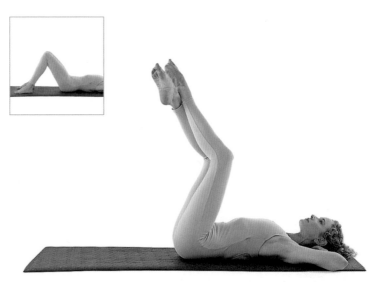

그림1

＊발목을 서로 교차해서 무릎은 구부린 상태를 유지하고 살짝 벌립니다. 골반 넓이만큼 벌립니다. 허벅지의 각도를 조절해서 척추중립을 유지하고 복부의 힘은 유지한 상태를 만듭니다. 숨을 들이마시면서 양쪽 골반의 높이를 맞춥니다. 만약 한쪽 골반이 들리면 발을 바꿔 교차합니다. 만약 허리가 쉽게 불편해진다면 발을 매트에 내려놓고 무릎을 구부립니다.

MOVE

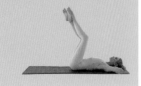
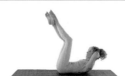
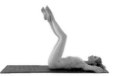

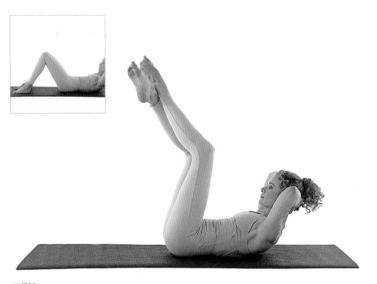

그림2

＊내쉬면서 지퍼를 잠그고 골반벨트를 채우고 배꼽은 척추 쪽으로 가라앉는 것을 생각하며 이 삼각부위를 결합하며 상체를 모두 들어올립니다. 공기를 최대한 빼내듯이 내쉬면서 복부를 더 깊게 가라앉힙니다. 박자감 있는 호흡을 사용하면서 코로 2번 마십니다. 그리고 입으로 2번 내쉽니다("흠흠, 후후"). 10세트를 반복합니다. 각 호흡마다 전신을 통해 최대한의 공기가 흐르는 것을 생각합니다. 5카운트를 세며 10세트의 호흡을 진행하고 내쉴 때도 5카운트로 진행합니다.

옵션(Options)

＊목에 긴장이 된다면 수건을 이용해서 등 상부나 머리 아래 두고 지지합니다. 머리 들기와 늑골 슬라이드(Head Float and Rib Slide) 동작과 같습니다(91쪽 참고).

바디스캔(Body scan)

＊이때 허리가 휘지 않게 하고 복부에 힘을 풀지 않습니다. 다리를 몸통에서 너무 멀리 보내면 이러한 패턴이 보일 수 있습니다.

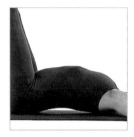

＊턱을 과하게 끌어당겨 가슴 쪽에 너무 가까워지도록 하지 않습니다. 목의 길이를 유지합니다.

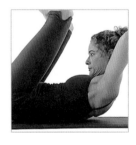

＊무릎을 너무 가까이 끌어당기지 않습니다. 보통 골반을 너무 기울이면 이러한 패턴이 나타납니다.

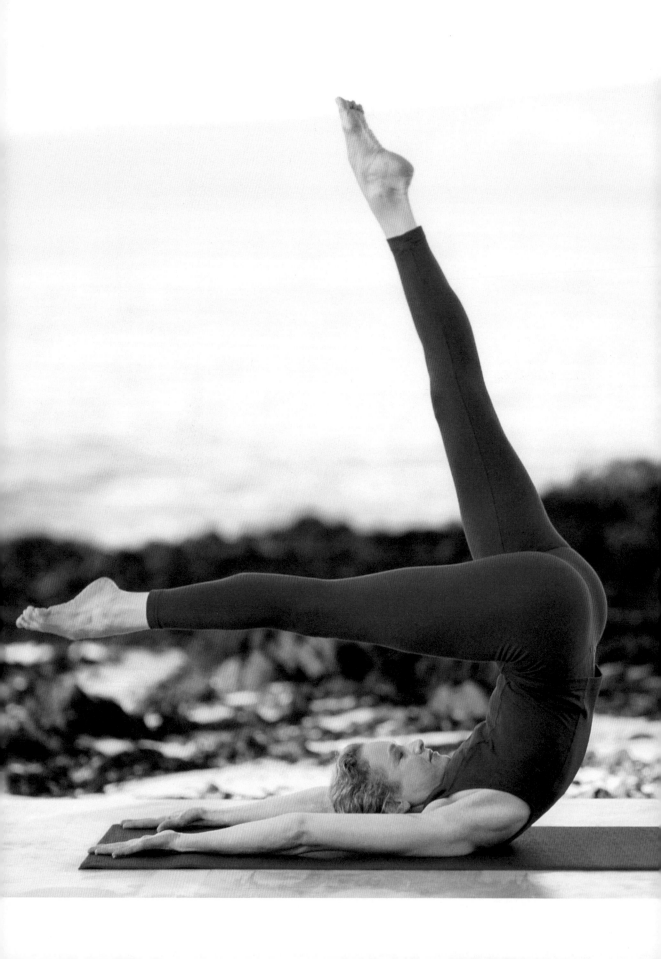

클래식매트 변형 동작
(Beyond the Basics: Classic Matwork)

빔 원리(B.E.A.M. Fundamentals)를 이용한 기초 동작들을 통해 강한 기초를 다지게 되었다. 이제 조셉 필라테스의 오리지널 매트 동작을 바탕으로 연습할 시간이다. 하지만 명심해야 할 것은 이 책은 초보용(입문자 혹은 필라테스 경험이 없는 사람)이기 때문에 클래식 매트 동작 역시 이에 맞게 수정되어 제시하고 있다는 점이다. 어떤 동작은 오리지널 동작보다 더 어려울 수 있다.

이 장에서 제시하고 있는 새로운 클래식 동작들은 빔 원리(B.E.A.M. Fundamentals)를 통해 특정한 큐잉을 상기시키며 클래식 동작을 익히도록 하고 있다. 여기에 제시된 순서를 잘 따라하고 한 동작을 충분히 마스터한 후에 다음 동작으로 넘어갈 것을 권한다. 이러한 프로그램의 순서는 근육의 불균형을 교정하고 자세를 개선시키기 위해 신체의 모든 부위를 이완하고 강화하도록 고안되었다.

이 장에서는 롤업을 하며 서는 자세로 마무리 된다. 그래서 이 장에서 동작을 마무리하면서 제2장에 제시된 자세 평가를 다시 하게 된다. 당연히 자세가 개선되었을 것이라고 믿는다. 당신은 균형 테스트로 클래식 매트 동작을 완성할 것이고, 운동을 하고 나면 몸이 상쾌하고 새로워지는 느낌을 갖게 될 것이다.

헌드레드 호흡(Breathing 100s)

만약 조셉 필라테스에게 수업을 받았다면, 이 동작이 수업의 첫 번째 동작이었을 것입니다. 헌드레드 호흡 동작에는 모든 것이 담겨 있습니다. 복부를 쓰게 하고 다리를 펴며 팔을 힘차게 움직이고, 폐를 완전히 들이마시고 내쉬도록 연습합니다. 이 동작은 혈류가 신체에 순환될 수 있도록 돕는 활기찬 동작입니다. 몸이 뜨겁게 덥혀진다는 느낌도 들 수 있습니다.

호흡(Breathe)

5카운트를 세며, 코로 마시고 5 카운트에 입으로 내쉽니다.

에너지(Energize)

내쉬는 숨에 카운트를 셀수록 더 깊이 복부를 끌어당깁니다.

정렬(Align)

다리의 각도를 유지하며 들되 복부는 항상 쓰도록 합니다(필요하다면 다리를 구부립니다).

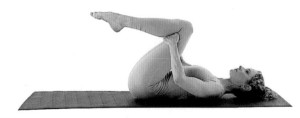

그림1

＊등을 대고 바로 누워서 양손을 무릎을 구부린 상태에서 허벅지 아래로 잡습니다. 무릎은 딱 붙인 상태에서 바닥과 평행이 됩니다. 마시고 준비합니다.

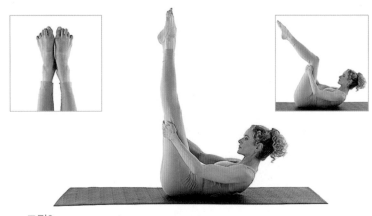

그림2

＊내쉬면서 다리를 완전히 수직으로 폅니다. 동시에 상체를 들어올려 늑골 슬라이드(Ribs Slide) 자세(91쪽 참고)를 취합니다. 리드미컬한 카운트로 5번 세며 코로 마십니다. 5번 카운트를 세며 입으로 내쉽니다. 10세트를 진행합니다. 목이나 어깨에 긴장이 되거나 복부에 힘이 풀린다면 무릎을 구부립니다.

MOVE

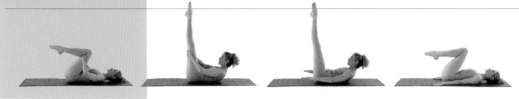

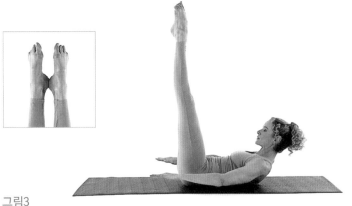

그림3

＊만약 이 자세에서 난이도를 높인다면, 허벅지를 살짝 벌려 필라테스 스탠스 (Pilates Stance, 그림과 같음)로 바꿉니다. 팔을 폅니다. 몸 옆으로 팔을 펴서 손바닥은 바닥을 향하게 합니다. 매트에서 10~15cm 떨어진 상태로 팔에 박자감을 주며 호흡과 같이 흔듭니다. 팔을 흔들 때에도 몸통은 안정된 상태를 유지합니다. 마치 메트로놈처럼 움직임에 엑센트를 주며 유도합니다. 팔을 흔들되 팔 아래쪽 근육을 쓰면서 움직이고 어깨 뒤쪽을 사용하며 움직입니다.

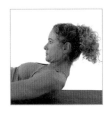
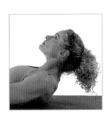

＊턱을 가슴 쪽으로 너무 당겨서 호흡이 불편하게 하지 않습니다(왼쪽 그림). 자세를 유지하면서 마치 노래도 부를 수 있을 정도여야 합니다. 혹은 턱을 너무 치켜들어서 머리가 뒤로 떨어지는 듯한 상태를 만들면 목의 긴장이 과해집니다(오른쪽 그림).

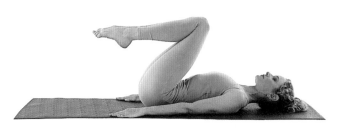

그림4

＊마지막 세트에서 마시며 상체를 내립니다. 그러고 나서 내쉬며 무릎을 가슴 쪽으로 당기며 준비자세로 다시 돌아갑니다.

옵션(Options)

＊손으로 머리를 받치고 하는 빔 원리(B.E.A.M. Fundamentals) (92쪽 참고)에서 제시된 미니호흡 (Mini Breathing)을 진행합니다.
＊난이도를 높이려면 다리를 매트 쪽으로 더 내리며 배에 힘을 풀지 않고 늑골 슬라이드(Rib Slide) 동작을 유지합니다.

바디스캔(Body scan)

＊어깨는 귀에서 멀어지며 으쓱거리지 않도록 합니다.

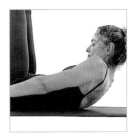

＊팔꿈치가 과신전되지 않게 하며 어깨 위쪽이나 소흉근을 너무 쓰지 않도록 합니다.

연결(Transition)

＊상체를 들고 양쪽 무릎을 가슴 쪽으로 끌어당겨서 앉은 자세를 취합니다. 밴드를 사용해서 롤다운(Roll Down) 동작으로 연결합니다.

롤다운(Roll Down)

전형적인 매트 동작(조셉 필라테스 오리지널 34동작)에서는 헌드레드 호흡 다음이 롤업(Roll Up) 동작입니다. 하지만 매트에서 롤업한 상태 자체가 중력에 대응하는 부분에서 이미 어려운 자세를 취하게 됩니다. 그래서 여기에서는 반대로 롤다운으로 시작하여 진행하는 것으로 동작을 수정했습니다. 만약 롤다운을 하면서 복부에 계속 힘을 주기 힘들다면 컨트롤이 충분히 될 때까지 롤다운의 범위를 조절해서 내려갑니다.

호흡(Breathe)
마시고 준비하며 내쉬고 내려갑니다. 누울 때 마시며 내쉴 때 롤업해서 올라옵니다.

에너지(Energize)
두 가지 방법의 이미지가 있습니다. 머리의 왕관에서 뒤꿈치까지 에너지를 내보낸다고 생각합니다. 동작을 하는 동안 견갑골이 마치 뒷주머니에 꽂힌다는 느낌을 상상하며 유지합니다.

정렬(Align)
키가 커지는 느낌으로 앉고 어깨는 귀에서 멀어집니다.

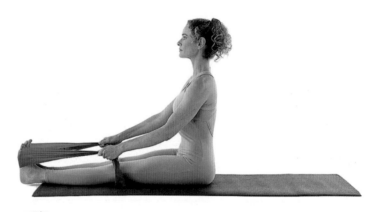

그림1

＊밴드를 발을 구부린 상태에서 발바닥 아치를 감싸서 겁니다. 밴드 끝자락을 잡고 팔을 폅니다. 잡은 밴드가 탄탄하게 텐션이 느껴진 상태를 유지합니다. (밴드의 텐션이 롤업을 다시 할 때 도와줍니다). 팔꿈치가 과신전 되지 않도록 하며 팔을 폅니다. 양쪽 다리를 붙이고 키가 커지듯이 앉습니다. 마시며 준비합니다.

MOVE

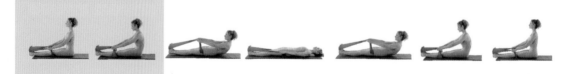

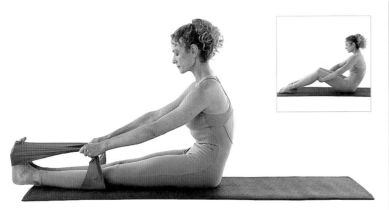

그림2

＊내쉬며 배를 끌어당겨 상체가 C 모양이 되게 합니다[이 동작은 골반 기울기 (Pelvic Tuck and Arch) 빔 원리(B.E.A.M. Fundamentals)와 구분되어야 합니다].

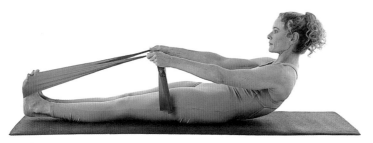

그림3

＊계속 내쉬면서 척추 하나하나 각인하듯이 매트에 내리며 롤다운합니다. 롤다운할 때 척추라인에 맞게 머리와 목도 같은 라인에 있도록 유지합니다. 머리가 뒤로 떨어지거나 턱을 가슴 쪽으로 타이트하게 당기지 않도록 합니다.

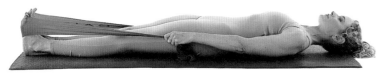

그림4

＊내쉬면서 매트에 척추중립을 유지하며 완전히 눕습니다. 팔은 몸 옆으로 편 상태를 유지합니다. 마시며 중립자세를 취합니다. 내쉬기 시작하며 골반을 당기며 상체를 매트에서 떼기 시작하며 롤업합니다(그림3 참고). 척추 하나하나 매트에서 떼며 C 커브를 만들 때까지 올라갑니다(그림2 참고). 마시며 키가 커지듯이 앉고 준비자세를 다시 취합니다. 내쉬면서 다시 롤다운을 합니다. 6번 반복합니다.

옵션(Options)

＊만약 배에 힘이 풀리면 준비자세를 수정해서 진행합니다. 무릎을 구부리고 발은 골반 넓이만큼 벌립니다. 허벅지 뒤를 잡고 손으로 허벅지를 따라 걷듯이 내쉬면서 배를 끌어당깁니다. 배에 힘을 풀지 않을 만큼 롤다운으로 내려가서 다시 마시며 유지합니다. 내쉬면서 C 커브를 만든 자세로 돌아옵니다. 마시고 키가 커지듯이 앉습니다.

바디스캔(Body scan)

＊상체를 들어올리기 전에 허리가 바닥에 각인되는 상태를 확인합니다. 상체 특히 어깨 쪽에 상체를 기대지 않도록 합니다.

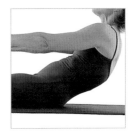

연결(Transition)

＊마지막 롤다운을 한 상태에서 바로 눕습니다. 밴드를 사용해서 롤오버(Roll Over) 동작으로 연결합니다.

롤오버(Roll Over)

이 동작은 대부분의 필라테스 매트 수업에서 매우 기본이 되는 동작이기도 합니다. 왜냐하면 이 동작은 우선 매트에서 '척추 하나하나 떼듯이'라는 기본 원리를 수련하고 나서 허리를 각인하듯이 내리는 방법을 배우기 때문입니다. 이러한 원리는 70쪽의 골반 프레스(Pelvic Press)에서 이미 연습을 했습니다. 롤오버(Roll Over)에서 이것을 응용하며, 같은 호흡 패턴으로 정확하게 이 원리를 사용하는 것을 배울 수 있습니다. 허리 아래쪽 근육이 타이트하거나 구를 때 등 상부나 목이 불편하다면 롤오버(Roll Over)에서 골반 프레스(Pelvic Press)를 반복하며 연습합니다.

호흡(Breathe)
척추를 분절할 때 내쉽니다.

에너지(Energize)
머리, 어깨를 매트에 꽉 누르고 펴진 팔 뒤쪽이 옆에 있으면서 몸 뒤쪽으로 강한 삼각대의 모양이 있다고 생각합니다.

정렬(Align)
다리를 벌린 상태의 단계에서 발의 넓이는 골반보다 넓게 벌립니다.

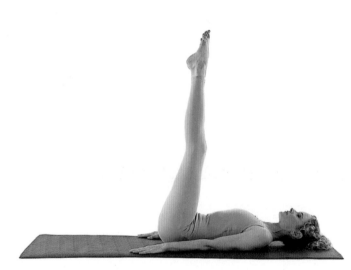

그림1
＊다리를 붙이고 발끝을 펴고 고관절 위쪽으로 수직선상에 있도록 합니다. 무릎을 살짝 구부리고 발끝을 폅니다. 마시고 준비자세를 취합니다.

MOVE

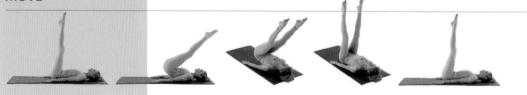

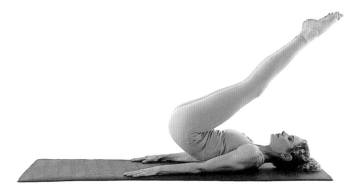

그림2

＊내쉬며 골반을 말면서 척추를 꼬리뼈부터 시작해서 매트에서 하나씩 뗍니다. 가장 하복부에 있는 복근을 쓰며 골반을 말며 롤오버를 시작합니다. 다리를 머리 위로 사선 방향으로 뻗습니다.

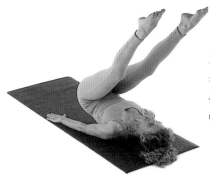

그림3

＊마시며 롤오버로 올라간 상태에서 멈춥니다. 그 상태에서 다리를 골반 넓이 만큼만 벌립니다.

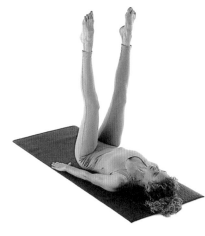

그림4

＊내쉬며 척추를 매트에 하나씩 각인하듯이 내립니다. 다리는 계속 수직을 유지하며 마시고 다시 붙이고 준비자세로 돌아갑니다. 4번 반복하고 나서 반대 방향으로 롤오버 동작을 4번 반복합니다. 반대 방향으로 할 때, 다리를 벌리고 척추를 하나씩 떼서 올라가고 다리를 붙이고 각인하듯이 내려옵니다.

옵션(Options)

＊난이도를 더 높이려면 다리를 더 펴고 롤업을 하면서 상체 쪽으로 더 올립니다. 다리가 바닥과 평행이 되게 합니다.

바디스캔(Body scan)

＊다시 허리를 내리면서 다리를 내릴 때 허벅지가 가슴 쪽으로 내려가지 않게 합니다.

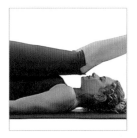

＊머리 위로 다리를 흔들면서 롤오버 하지 않도록 합니다.

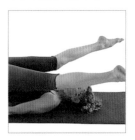

연결(Transition)

＊롤오버 마지막 단계에서 가슴 쪽으로 무릎을 안으며 스트레칭을 유도합니다.

레그 서클(Leg Circles)

빔 원리(B.E.A.M. Fundamentals)의 무릎 젓기(Knee Stirs, 62쪽 참고)와 레그 서클(Leg Circles), 이 두 동작 모두 호흡패턴이 구분되게 진행합니다. 파워하우스 혹은 코어를 쓰면서 골반은 안정화시키며, 처음에는 작은 원을 그리되 정확하게 하며 박자감을 가지고 부드럽게 합니다.

호흡(Breathe)

다리로 원을 그릴 때, 마시면서 길고 지속되는 호흡을 진행합니다. 내쉬면서 짧고 박자감 있는 호흡을 하며 원을 마무리하고 준비자세로 돌아갑니다.

에너지(Energize)

두 가지 방법의 이미지가 있습니다. 머리 위에 왕관으로 에너지를 보낸다고 생각합니다. 지지하는 다리 뒤꿈치 쪽으로도 에너지를 보냅니다.

정렬(Align)

고관절 아래쪽에 다리가 오도록 정렬을 지킵니다. 복부에 벨트를 찼다고 상상하며 항상 양쪽 골반의 높이를 같게 유지합니다.

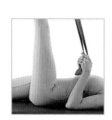

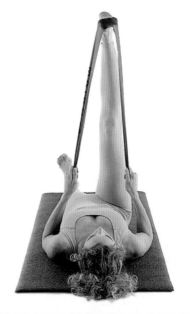

그림1

＊머리와 목에 베개를 받칩니다. 밴드를 오른쪽 발에 걸칩니다. 오른쪽 다리를 천장 쪽으로 뻗어서 고관절 위 수직선상에 오게 합니다. 팔꿈치를 매트에 눌러 상체를 고정합니다. 이 상태에서 골반이 말릴 수 있으므로, 척추중립을 유지합니다. 고관절이나 햄스트링이 타이트하다면 필요시 동작을 수정하고 가동범위를 줄여 조절합니다. 내쉬며 준비자세를 취합니다.

MOVE

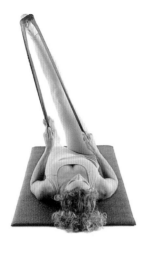

그림2
＊ 마시면서 오른쪽 다리가 왼쪽 어깨를 향하고 가슴 쪽을 지나게 원을 그립니다.

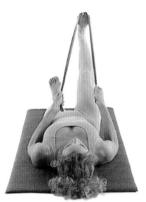

그림3
＊ 완전히 마시면서 다리를 아래쪽으로 내려 몸에서 멀어지게 합니다. 내쉬기 시작하면서 다리가 몸의 중앙을 지나도록 합니다.

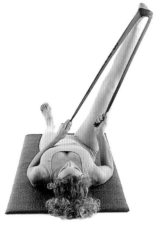

그림4
＊ 계속 내쉬면서 다리를 벌리며 오른쪽으로 움직입니다. 왼쪽 골반은 뜨지 않도록 매트에 고정합니다. 완전히 내쉴 때 돌아오며 준비자세로 돌아갑니다. 6번 원을 그립니다. 그리고 반대 방향으로 6번 원을 그립니다. 다리를 오른쪽으로 벌려서 아래쪽으로 내려간 다음에 몸의 중앙을 지나 준비자세로 돌아옵니다. 처음에는 원을 작게 그리고 골반 중립을 유지하며 집중합니다. 다리를 바꿔 각 방향으로 6번 반복합니다.

옵션(Options)
＊ 척추중립을 유지하고 촉진하면서 양쪽 무릎을 필요한만큼 구부리고 팔을 양옆으로 길게 뻗습니다.

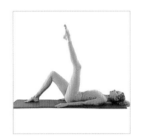

바디스캔(Body scan)
＊ 몸통이 한쪽으로 돌아가는 것을 피하려면 복부를 쓰고 스마일 근육(Smile Muscle)을 기억하세요. 지지하고 있는 다리는 안정을 유지하며 고정합니다.

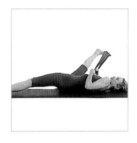

연결(Transition)
＊ 밴드를 풀고 양쪽 무릎을 가슴 쪽으로 끌어당겨 허벅지 뒤쪽을 잡습니다. 상체를 롤업하면서 올라와 앉은 자세를 취하면 매트 끝자락으로 온 다음 공처럼 구르기(Rolling like a Ball)로 연결합니다.

공처럼 구르기(Rolling like a Ball)

조셉 필라테스는 구르는 것이 다음의 몇 가지 이유로 우리 신체에 매우 좋다고 믿었습니다. 첫 번째는 신체의 기둥 같은 우리의 척추에 균형감 있는 유연성을 증진시킵니다. 두 번째는 척추와 척추 디스크를 보호하는 뇌척수액이 척추의 마사지 같은 동작으로 더욱 순환을 자유롭게 유도해줍니다. 마지막으로는 조셉 필라테스는 깊은 호흡과 하면서 행하는 구르기와 굴렀다가 다시 올라오기가 폐의 노폐물을 청소하고 부진한 소화기관을 자극할 수 있다고 믿었습니다.

호흡(Breathe)

빠르게 마시며 준비자세를 취합니다. 두 번 나누어 내쉬면서 굴렀다가 돌아옵니다. 완전히 내쉬면서 굴렀다가 밸런스를 유지할 때 다이나믹하게 마시며 준비자세를 취합니다.

에너지(Energize)

구르기 위해서 적절한 양으로 움직이며 진행합니다. 재빠르게 마시며 올라오는 순간에 멈췄다가 다시 구릅니다.

정렬(Align)

매트 중간에 마치 고속도로 중앙선이 있다고 생각합니다. 중앙선을 따라 바퀴자국을 낸다고 생각하며 중심선을 유지하며 구릅니다. 마치 도로에 어떤 장애물이나 방지턱이 없다고 생각합니다.

MOVE

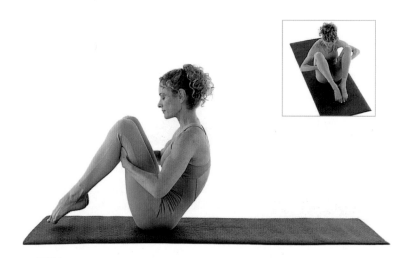

그림1

＊매트 끝자락에서 자세를 취하도록 합니다. C 모양을 만들며 약간 몸을 띄웁니다. 그리고 좌골 뒤쪽으로 앉는다고 생각합니다. 허벅지 뒤쪽으로 잡고 발가락을 매트에서 뗍니다. 박자감있게 코로 들이마십니다.

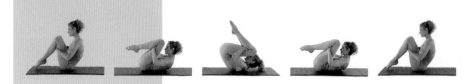

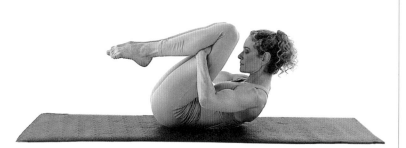

그림2

＊턱은 가슴 쪽으로 당기며 내쉬면서 뒤로 구릅니다. 뒤꿈치와 둔부 사이의 공간
은 유지하며 구릅니다. 마치 단단한 공을 잡고 있는 모양을 만듭니다.

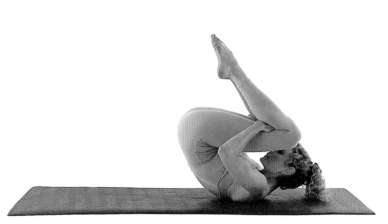

그림3

＊계속 내쉬면서 어깨까지 구릅니다. 가능한 멀리 어깨 뒤쪽으로 구릅니다. 목까
지 구르는 것은 피합니다. 그리고 나서 다시 굴러서 올라오며 준비자세를 취하되
폐를 완전히 비운다고 생각하며 나쉽니다. 준비자세를 취하며 다시 박자감있게
마시며 구르기를 준비하고 동작을 이어갑니다. 10번 반복합니다.

옵션(Options)

＊난이도를 높이려면 발목을 잡고
진행합니다. 마치 단단한 공을 쥐고
있는 것처럼 합니다.

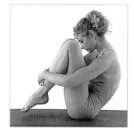

바디스캔(Body scan)

＊발뒤꿈치로 몸을 구르거나 올라
오지 않습니다.

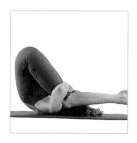

연결(Transition)

＊마지막 단계에서 발을 내려 쉽니
다. 손을 매트 중간에서 몸뒤로 둡
니다. 양손 사이에 둔부 쪽을 조입
니다.

＊허벅지 뒤쪽을 잡고 내쉬면서 복
부를 끌어당깁니다. 천천히 롤다운
해서 내려가며 한쪽 다리 스트레칭
(Single Leg Stretch) 동작으로 연
결합니다.

한쪽 다리 스트레칭(Single Leg Stretch)

빔 원리(B.E.A.M. Fundamentals) 동작인 피스톤(Pistons, 68쪽 참고)은 클래식 매트 동작의 준비 동작입니다. 이 동작은 특히 여러 가지 호흡 패턴과 스피드를 이용해 다양하게 구현할 수 있습니다. 협응력뿐만 아니라 고관절, 무릎 그리고 허리의 유연성도 좋아질 수 있습니다. 당연히 모든 필라테스 동작과 마찬가지로 복부의 힘을 항상 사용해야 합니다.

호흡(Breathe)

마시고 한 쪽 무릎을 다른 쪽 무릎과 교차합니다. 내쉬면서 반대쪽 무릎을 가슴 쪽으로 끌어당깁니다.

에너지(Energize)

하복부에 마치 찻잔이 올려져 있다고 상상합니다. 찻잔을 엎지르면 안됩니다.

정렬(Align)

손의 위치에 집중합니다. 오른쪽 다리를 구부릴 때, 오른손은 오른쪽 발목에, 왼손은 오른쪽 무릎에 위치합니다. 다리를 바꿀 때 손의 위치도 같이 바꿉니다.

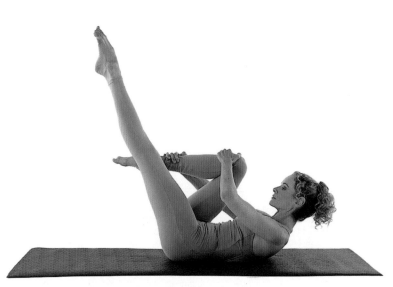

그림1

＊내쉬면서 머리와 어깨를 매트에서 뗍니다. 오른쪽 무릎을 가슴 쪽으로 끌어당겨 오른손은 오른쪽 발목을, 왼손은 오른쪽 무릎을 잡습니다. 왼쪽 다리를 뻗되 복부에 힘을 풀지 않는 위치에서 다리의 각도를 유지합니다.

MOVE

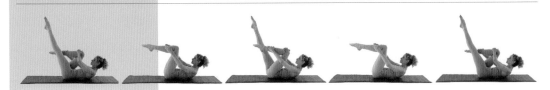

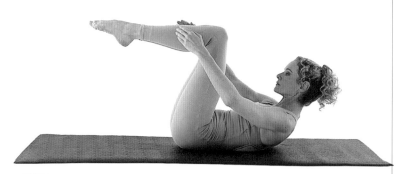

그림2

＊마시며 왼쪽 다리를 가슴 쪽으로 끌어당기면서 반대쪽 무릎과 교차합니다. 상
체의 커브를 유지합니다.

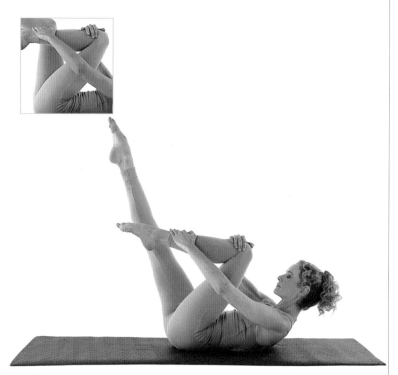

그림3

＊내쉬면서 왼쪽 무릎을 가슴 쪽으로 끌어당기며 왼손은 왼쪽 발목에 오른손은
왼쪽 무릎을 잡습니다. 오른쪽 다리를 폅니다. 각각 다리를 바꿔가며 5번 반복합
니다.

옵션(Options)

＊목이 쉽게 긴장한다면 양손을 머
리 뒤에 대고 지지합니다.

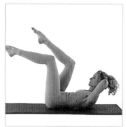

＊준비가 되었을 때, 2번째 세트에
서는 발을 구부립니다. 스마일 근육
을 기억하며 뒤꿈치를 밀어내듯이
동작을 진행합니다.

바디스캔(Body scan)

＊몸의 위치를 고정하고 다리는 평
행을 유지합니다.

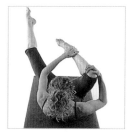

연결(Transition)

＊양쪽 무릎을 가슴 쪽으로 끌어당
겨 머리를 잠시 내려놓고 휴식을 취
합니다. 내쉬면서 롤업해서 올라
와 앉은 자세를 취합니다. 매트 앞
쪽 가장자리에 앉아 척추 스트레칭
(Spine Stretch)으로 연결합니다.

척추 스트레칭(Spine Stretch)

이 동작은 저자가 매우 좋아하는 동작 중 하나입니다. 바로 세운 자세에서 앞으로 몸을 숙이며 척추의 유연성을 테스트 할 수 있습니다. 그러고 나서 다시 척추를 하나하나 쌓듯이 몸을 바로 세우며 돌아갑니다. 이 동작을 정확하게 하게 되면 전체의 형태를 잃지 않고 속도감을 가지고 움직임을 진행할 수 있습니다. 마치 무용수나 스포츠 선수들에게 있는 '근육의 기억(muscle memory)'을 가지고 몸의 스프링이 있는 것처럼 근육을 훈련할 수 있습니다.

호흡(Breathe)
마시며 준비자세를 취합니다. 몸을 앞으로 최대한 구부립니다. 내쉬면서 몸을 숙이고 내쉬면서 척추를 세웁니다.

에너지(Energize)
이 동작을 하는 동안 마치 몸이 벽에 붙어 있다고 상상합니다. 척추는 마치 도배된 종이인 것처럼 차례대로 벗겨내거나 다시 벽에 차례대로 붙인다고 상상합니다. 도배된 종이가 주름지지 않게 합니다.

정렬(Align)
키가 커진 듯이 앉되 고관절 위에 어깨가 오도록 수직선상에서 같은 위치에 있게 정렬합니다.

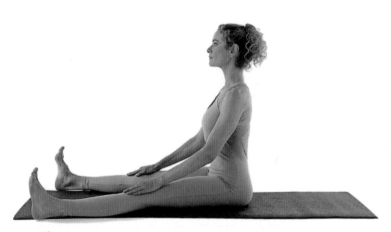

그림1

＊다리를 작은 V자 모양으로 벌립니다. 필요시 다리를 구부리거나 폅니다. 발등을 구부리고 뒤꿈치를 뻗는 느낌을 받습니다. 그리고 마치 고관절에서 꼭두각시 줄이 달린 듯 키가 커지게 앉습니다. 견갑골을 뒷주머니에 꽂듯이 내립니다. 마시며 준비자세를 취합니다.

MOVE

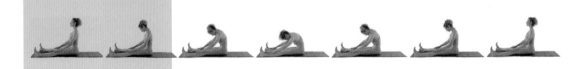

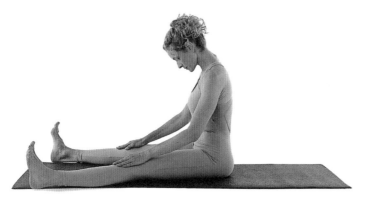

그림2

＊ 내쉬면서 턱을 가슴 쪽으로 내립니다.

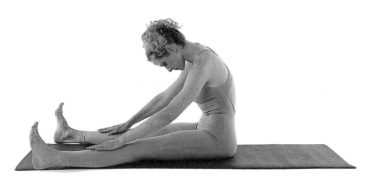

그림3

＊ 계속 내쉬면서 머리가 무거워지듯이 떨어지며 천천히 척추 하나하나씩 롤다운합니다. 손바닥으로 다리 위쪽을 쓸면서 내려갑니다.

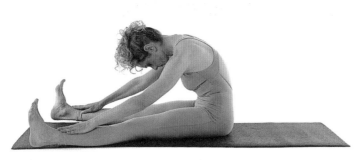

그림4

＊ 완전히 스트레칭한 상태에서 내쉬면서 마무리합니다. 복부는 계속 끌어당기고 둔부는 매트에 딱 붙도록 고정합니다. 마시고 배를 끌어당깁니다. 내쉬면서 다시 척추를 하나씩 쌓아 올리며 몸을 세우면서 준비자세로 돌아갑니다. 6번에서 8번 반복합니다.

옵션(Options)

＊ 햄스트링과 허리가 타이트하다면 베개 위에 앉아 무릎을 구부립니다.

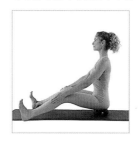

＊ 벽에 등을 기대고 앉아 이 동작을 수행합니다.

바디스캔(Body scan)

＊ 이 동작을 시작할 때, 머리부터 먼저 숙입니다.

＊ 햄스트링 스트레칭을 유도하는 고관절에서 힌지 동작처럼 접듯이 하는 것을 피합니다. 이러한 부분은 척추의 스트레칭을 도와주지 않습니다.

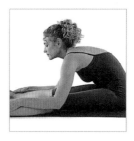

연결(Transition)

＊ 마지막 단계에서 발을 붙이고 척추 트위스트(Spine Twist) 동작으로 연결합니다.

척추 트위스트(Spine Twist)

척추를 회전하는 동작은 우리가 일상에서 매일 하는 동작입니다. 하지만 회전 움직임을 할 때 바른 자세로 하는 것을 생각하지 못합니다. 회전을 하게 되면서 허리의 부상이 일어날 수 있기 때문에 어떻게 하는 것이 좋은지 배우는 것은 매우 중요합니다. 회전을 시작할 때마다 척추를 길게 수직으로 늘이며 디스크와 척수에 압력이 가지 않도록 해야 합니다. 그러고 나서 척추의 회전을 유도하며 움직임을 조절하며 부드럽게 이끌어 냅니다. 척추 중심으로 나선형으로 돌릴 때와 다시 키가 커지게 앉을 때에서 같은 힘을 쓰도록 합니다.

호흡(Breathe)
마시고 회전하며 내쉬며 중앙으로 돌아옵니다.

에너지(Energize)
3개의 에너지가 신체를 통해 흐른다고 생각합니다. 머리 위 왕관위로, 뒤꿈치로 그리고 마지막은 가슴을 지나 팔꿈치 쪽으로 흐른다고 생각합니다.

정렬(Align)
어깨와 갈비뼈는 내리며 항상 같은 높이에 양쪽 어깨와 갈비뼈가 오도록 합니다(몸통을 회전할 때 한쪽으로 무너지는 경향이 있습니다).

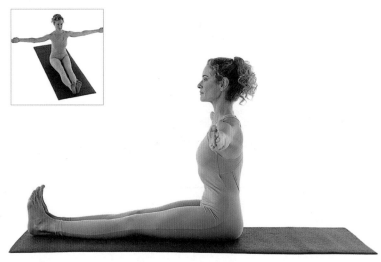

그림1

＊다리를 펴고 발등을 구부립니다. 고관절 위로 키가 커지듯이 앉고 무릎을 구부립니다. 양쪽 팔은 어깨 높이에 오도록 하고 손바닥은 바닥을 향합니다. 내쉬면서 준비자세를 취합니다.

MOVE

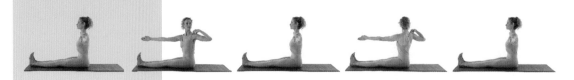

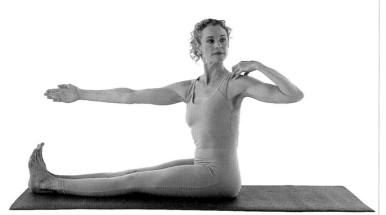

그림2

＊ 왼쪽 손끝을 왼쪽으로 보내면서 코로 박자감 있게 들이마시며 왼쪽으로 회전합니다. 회전 시 몸이 무너지지 않도록 합니다. 에너지가 가슴에서 어깨까지 보내지는 느낌으로 스트레칭합니다. 견갑골을 마치 뒷주머니에 꽂듯이 내리며 양쪽 골반은 헤드라이처럼 앞으로 향하도록 유지합니다. 내쉬면서 준비자세로 돌아갑니다.

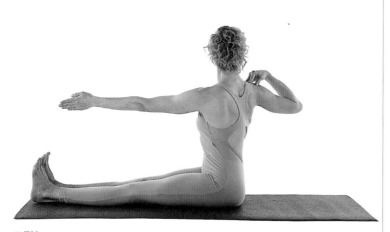

그림3

＊ 마시면서 손을 바꾸고 오른쪽으로 회전합니다. 내쉬면서 준비자세로 돌아갑니다. 5번 반복합니다.

옵션(Options)

＊ 좀 더 쉽게 하는 동작은 양손 끝을 어깨에 둡니다. 어깨 높이에서 팔꿈치는 활짝 엽니다.
＊ 만약 허리와 햄스트링이 타이트하다면 베개를 대고 앉아 무릎을 구부립니다.

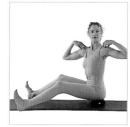

바디스캔(Body scan)

＊ 척추의 기초에서 머리까지 꼭두각시 줄이 매달린 것처럼 에너지가 흐르도록 합니다.
＊ 중심축을 기준으로 무너지지 않고 회전을 하도록 합니다.

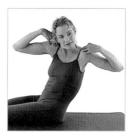

연결(Transition)

＊ 매트에 엎드리면서 다리와 팔 뒤의 신전(Back Leg and Arm Extensions) 동작으로 연결합니다.

다리와 팔 뒤의 신전(Back Leg and Arm Extensions)

이 동작은 클래식 매트 동작에서 수영(Swimming) 동작을 혼합한 동작입니다. 빔 원리(B.E.A.M. Fundamentals)의 등 신전(Back Extensions, 80쪽 참고) 동작을 연습하긴 했지만 팔과 다리의 움직임을 더 추가해 중요한 모든 등의 근력을 사용하도록 합니다. 늘 그렇듯이, 처음에는 천천히 시작하고 제대로 된 자세를 특히 집중하며 숙련이 되면 속도를 가해봅니다.

호흡(Breathe)

마시고 준비자세에서 몸을 길게 만듭니다. 내쉬면서 몸을 들어올립니다.

에너지(Energize)

발가락 끝에 줄이 매달려 있다고 느끼며 등 뒤에는 벽이 있다고 생각합니다. 고관절에서 다리를 뻗는 느낌으로 길게 뻗으며 허리가 휘지 않도록 주의합니다.

정렬(Align)

시작할 때 다리는 골반 넓이만큼 벌립니다(나중에는 다리를 점점 더 붙입니다). 팔은 적어도 어깨 넓이만큼 벌리고 위쪽 어깨의 긴장을 품니다.

MOVE

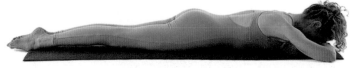

그림1

＊매트에 엎드린 자세를 취하며 발은 골반 넓이만큼 벌립니다. 손을 포개서 이마 아래에 둡니다. 마시며 신체를 길게 늘이며 준비자세에서 몸통을 안정화시키기 위해 파워하우스를 쓰도록 합니다. 견갑골이 뒷주머니에 꽂히는 느낌으로 어깨를 내립니다.

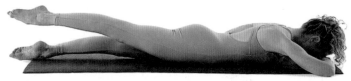

그림2

＊내쉬면서 오른쪽 다리를 길게 매트에서 떼어 냅니다. 둔부에서 발가락까지 길게 유지합니다. 마시며 준비자세로 돌아갑니다.

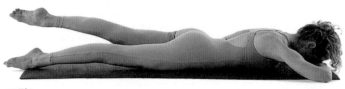

그림3

＊내쉬면서 왼쪽 다리를 길게 매트에서 들어 올렸다가 마시며 내립니다. 4에서 5세트 반복합니다.

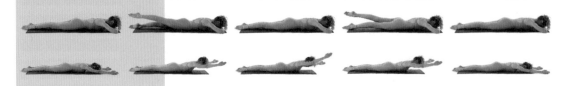

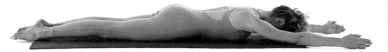

그림4

＊ 엎드린 자세에서 팔을 뻗어 V자 모양을 만듭니다. 발은 골반 넓이만큼 벌린 상
태를 유지하며 완전하게 내쉽니다.

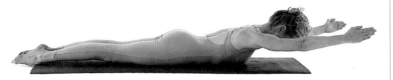

그림5

＊ 마시며 파워하우스를 쓰고 견갑골을 마치 뒷주머니에 꽂듯이 어깨를 내리며 바
닥에서 상체 신전이 된 상태로 상체 전부를 약간 들어올립니다. 팔을 펼 때 어깨의
위치와 높이는 유지합니다.

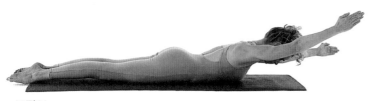

그림6

＊ 내쉬며 오른쪽 팔을 더 올리고 마시며 양쪽 팔을 같은 높이에 다시 원위치 합니
다(그림5 참고).

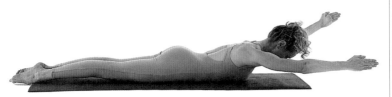

그림7

＊ 내쉬며 왼쪽 팔을 더 올리고 마시며 양쪽 팔을 같은 높이에 다시 원위치 합니다.
4에서 5세트 반복합니다. 내쉬면서 힘을 풀고 준비자세를 취합니다.

옵션(Options)

＊ 만약 목이 쉽게 긴장한다면 허리
의 무리가 갈 수 있습니다. 쿠션을
고관절 아래에 대고 이마는 베개에
편하게 내려둡니다. 팔의 움직임만
진행합니다.

바디스캔(Body scan)

＊ 다리를 너무 높이 들지 말고 허리
가 휘지 않도록 합니다.
＊ 양쪽 골반과 치골이 매트를 꾹 누
릅니다.

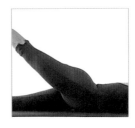

＊ 뒷목이 길어지게 하며 시선은 매
트 쪽으로 고정합니다.

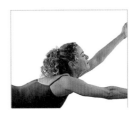

연결(Transition)

＊ 엎드린 채로 수영(Swimming)
동작으로 연결합니다.

수영(Swimming)

다리와 팔 뒤의 신전(Back Leg and Arm Extension)을 수영(Swimming) 동작과 혼합해서 진행합니다. 대부분의 학생들은 두 가지 이유로 이 연습이 어렵습니다. 첫째, 걷기와 같이 반대로 움직이는 팔과 다리의 반대쪽 움직임을 조정해야 합니다. 둘째, 중력에 대항하여 팔과 다리를 동시에 움직이기 위해서는 강한 코어 근육이 필요합니다. 적절한 자세에 주의하면서 천천히 시작하고 기술이 향상됨에 따라 속도를 높이십시오.

호흡(Breathe)

마시며 몸을 길게 만들며 준비자세를 취합니다. 내쉬면서 몸을 들어올립니다.

에너지(Energize)

손 끝에 꼭두각시 인형줄이 달렸다고 느끼고 몸의 앞과 뒤에 벽이 있다고 생각합니다. 전신을 길게 만들되 팔과 다리로 들지 않습니다.

정렬(Align)

팔의 위치는 어깨 높이에서 어깨 넓이만큼 벌리되 어깨의 긴장을 푼 상태입니다. 다리는 골반 넓이만큼 벌린 상태에서 시작합니다(나중에 다리를 점점 가까이 붙입니다).

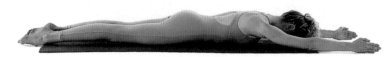

그림1

＊얼굴을 바닥에 대고 엎드리며 팔을 펴서 V자 모양을 만듭니다. 발은 골반 넓이만큼 벌립니다. 완전히 내쉽니다.

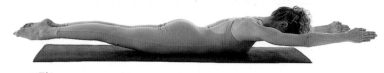

그림2

＊마시며 파워하우스를 쓰고 상체를 올릴때와 다리를 바닥에서 약간 들어올릴 때에도 견갑골을 뒤쪽 주머니에 꽂듯이 내립니다. 몸을 신전인 상태로 만듭니다.

MOVE

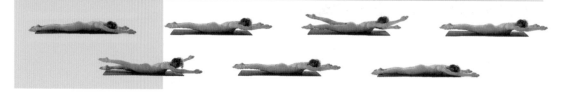

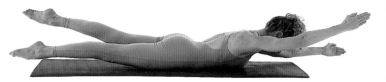

그림3

＊내쉬면 오른쪽 팔과 왼쪽 다리를 들어올립니다. 마시며 다시 팔과 다리의 높이를 맞춘 높이까지 원위치합니다.

옵션(Options)

＊만약 목이 쉽게 긴장한다면 허리의 무리가 갈 수 있습니다. 쿠션을 고관절 아래에 대고 이마는 베개에 편하게 내려둡니다. 팔의 움직임만 진행합니다.

＊허리에 무리가 가는 느낌이 들면 고관절 아래 베개를 둡니다.

＊준비가 되었다고 느끼면, 이 동작에서 좀 더 빠르게 물장구를 치듯이 다리를 움직입니다. 박자감 있는 호흡을 사용하며 2카운트에 마시고 2카운트에 내쉽니다.

바디스캔(Body scan)

＊팔과 다리를 교차할 때 한쪽으로 몸이 쏠리는 것을 피합니다.

＊뒷목이 길어지는 것을 유지하며 파워하우스를 강하게 씁니다.

연결(Transition)

＊뒤꿈치로 엉덩이를 보내며 휴식 자세를 취합니다(84쪽 참고). 매트에 이마를 대고 쉬며 목의 근육을 이완합니다. 만약 목이 불편하다면 주먹을 쥐고 이마 아래 둡니다.

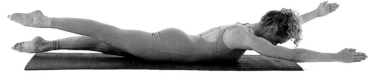

그림4

＊내쉬면 왼쪽 팔과 오른쪽 다리를 들어올립니다. 마시고 다시 팔과 다리의 높이를 띄운 상태로 원위치합니다. 4~5세트 반복합니다. 그러고 나서 전체적으로 몸을 길게 만들며 준비자세로 돌아갑니다.

앞쪽 다리를 편 변형된 티저(Front Leg Extensions and Modified Teaser)

다리를 펴서 하는 티저는 클래식 매트 동작 중 티저(Teaser) 동작을 준비하는 동작입니다. 전형적인 매트 수업에서는 이 동작을 어드밴스 동작으로 하지만 저자는 여기에서 매우 쉽게 하면서 변형된 동작을 제시합니다. 그리고 복부를 강화시키며 허리사이즈도 줄일 수 있답니다.

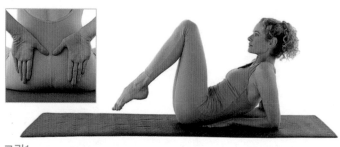

그림1

* 손을 골반 아래 두고 몸을 반쯤 누운 것처럼 기대듯이 앉습니다. 손바닥은 바닥을 향하게 댑니다. 무릎은 구부리고 서로 밀어내듯이 딱 붙입니다. 발가락은 매트 위에 떠 있는 상태를 유지합니다. 완전히 내쉬면서 준비자세를 취합니다.

호흡(Breathe)

마시며 다리를 폅니다. 내쉬며 골반을 말고 다리를 가깝게 끌어 당깁니다. 마시며 풀고 레그 익스텐션 동작을 취합니다.

에너지(Energize)

복부를 끌어당기며 손을 등뒤로 대며 견인하듯이 움직입니다. 내쉬면서 자극을 받으며 무릎을 구부립니다. 골반 기울기(Pelvic Tuck and Arch, 64쪽 참고) 티저 동작을 준비합니다.

정렬(Align)

모든 사람의 바른 위치가 다 다릅니다. 만약 상체가 짧고 다리가 길다면 상체가 길고 짧은 다리의 사람보다 다리를 좀 더 수직으로 뻗습니다.

MOVE

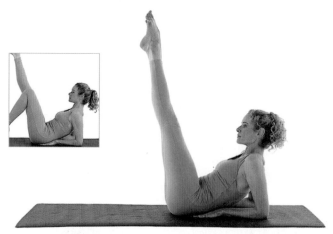

그림2

* 마시고 양쪽 다리를 동시에 펴되, 허벅지를 움직이지 않습니다. 내쉬며 골반을 말고 준비자세로 돌아갑니다. 무릎을 구부리면서 복부를 더 깊게 수축하는 것을 유도합니다. 다른 방법으로는 허벅지를 움직이지 않고 한쪽 다리를 먼저 펴고 나서 반대쪽 다리를 펴는 것입니다. 5번에서 10번 반복합니다.

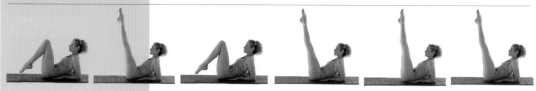

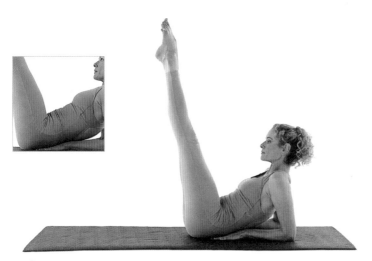

그림3

＊ 변형된 티저 동작을 하기 위해서는 마지막 다리를 편 상태에서부터 시작합니다. 반쯤 기댄 상태에서 손을 골반 아래에 둡니다. 손바닥은 바닥을 향하게 둡니다. 다리를 펴고 허벅지를 강하게 붙이며 준비자세를 취합니다.

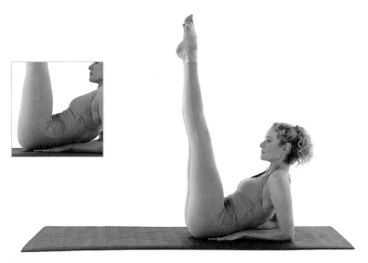

그림4

＊ 내쉬며 골반을 말며 손바닥을 누릅니다. 다리가 약간 움직이며 몸 쪽으로 가까워집니다. 하지만 허벅지를 고관절구까지 당겨오는 것은 피합니다. 마시며 폅니다. 다리의 움직임은 최소한으로 만듭니다. 골반을 마는 것은 다리의 움직임을 따라갑니다. 골반 아래에 둔 손바닥의 위치에 따라 다른 경험을 할 것입니다. 그리고 최적의 위치를 찾도록 합니다. 골반을 말 때 손등에 약간의 압력이 눌려지는 것을 당연히 느끼지만 통증을 느껴서는 안됩니다. 5번에서 10번 반복합니다.

옵션(Options)

＊ 허리가 쉽게 긴장이 된다면 필요 시 무릎을 구부립니다.

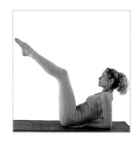

바디스캔(Body scan)

＊ 다리를 너무 내리면 힘이 풀려 배가 불룩해질 수 있습니다.

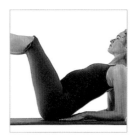

＊ 상체가 무너지지 않도록 팔의 상박으로 밀어내는 느낌을 갖습니다.

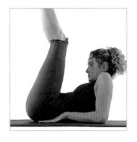

연결(Transition)

＊ 밴드를 잡고 등을 굴려 시계추(Pendulum) 동작으로 연결합니다.

시계추(Pendulum)

이 동작은 클래식 빔 원리(B.E.A.M. Fundamentals) - 크로스레그 폴(Cross-Leg Fall, 72쪽 참고) 동작에서 고안된 동작입니다. 크로스레스 폴(Cross-Leg Fall) 동작과 같이 복사근을 쓰게 하는 좋은 동작이며, 목 위쪽과 어깨의 불편함을 피할 수 있는 동작이기도 합니다. 이 동작은 클래식 매트 동작 중 코크스크류(Corkscrew) 동작의 준비 동작도 됩니다.

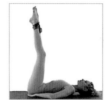

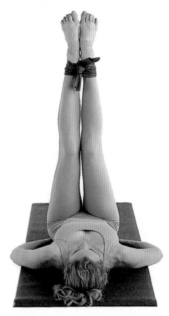

호흡(Breathe)
마시고 골반을 한쪽 방향으로 기울입니다. 내쉬고 중앙으로 돌아옵니다.

에너지(Energize)
다리를 양옆으로 움직이는 동단 상체는 매트에 달라붙었다고 생각합니다.

정렬(Align)
다리는 90도로 들어올리거나 혹은 동작을 하는 동안 더 올릴 수 있습니다. 허리에 무리가 가지 않는 범위에서 움직입니다.

그림1
＊작은 베개를 머리나 목에 받칩니다. 밴드로 발목을 묶습니다. 다리를 천장 쪽으로 뻗고 무릎에 힘이 들어가지 않게 합니다. 양손등은 골반 아래쪽에 두며 손바닥은 바닥을 향합니다. 완전히 내쉬면서 준비자세를 취합니다.

MOVE

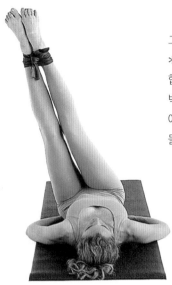

그림2

＊ 마시며 체중을 왼쪽 골반과 둔부로 이동
합니다. 마치 한 다리로 움직이듯이 안쪽 허
벅지는 단단히 붙입니다. 내쉬며 척추를 위
에서부터 아래쪽으로 각인하며 준비자세로
돌아갑니다.

옵션(Options)

＊ 고관절 아래 베개를 두고 밴드를
양쪽 발바닥에 걸칩니다. 다리를 수
직으로 뻗되 무릎에 힘이 가지 않게
합니다.

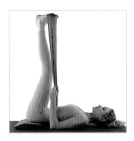

바디스캔(Body scan)

＊ 매트가 고속도로라 생각하며 중
앙선을 따라 척추를 각인시키듯 움
직입니다. 사선 방향으로 위에서부
터 아래로 움직이며 반드시 준비자
세로 돌아온 다음에 동작을 이어갑
니다.

＊ 상체와 목은 중립 위치에 맞게 정
렬을 지킵니다.

＊ 골반을 움직이기 위해 고관절과
엉덩이를 쓰는 것을 피합니다. 골반
위치에서 복사근을 쓰면서 사선방
향의 움직임을 유도하도록 집중합
니다.

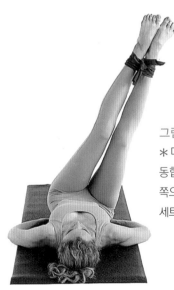

그림3

＊ 마시고 오른쪽 골반과 둔부로 체중을 이
동합니다. 내쉬며 척추를 위에서부터 아래
쪽으로 각인하며 준비자세로 돌아갑니다. 4
세트에서 5세트 반복합니다.

연결(Transition)

＊ 코크스크류(Corkscrew) 동작을
준비하기 위해 준비자세로 일단 돌
아갑니다.

코크스크류(Corkscrew)

이 클래식 동작은 필라테스 강사들에게도 난이도가 매우 높은 수퍼어드밴스 동작입니다. 하지만 동작을 수정해서 매우 쉽게 접근할 수 있습니다. 호흡패턴은 원래대로 유지하면서 점차적으로 난이도를 높여가면서 필라테스 동작을 진행하다 보면 어느새 이 멋진 동작을 숙련하게 될 것입니다.

호흡(Breathe)

마시며 체중을 한쪽으로 이동합니다. 다리가 몸에서 멀어지는 원을 그릴 때 계속 들이마십니다. 다리가 몸의 중심선을 지나갈 때 코크스크류 동작을 마무리 할 때는 내쉽니다.

에너지(Energize)

마치 천천히 풍선에서 공기가 빠지듯이, 복부 중심에서 내쉬는 호흡을 조절합니다. 준비자세로 돌아갈 때, 모든 공기를 강하게 모두 내뱉듯이 비웁니다.

정렬(Align)

작은 원을 그리되 정확하게 그리고 양쪽 모두 동일한 범위로 움직입니다. 모든 횟수에서 반드시 준비자세로 일단 돌아갑니다.

MOVE

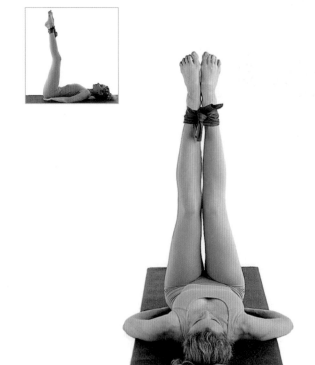

그림1

＊등을 대고 누워서 밴드로 발목을 묶습니다. 다리는 수직으로 뻗으며 무릎은 약간만 구부립니다. 작은 베개를 목이나 머리에 둡니다. 숨을 내쉬면서 준비자세를 취합니다.

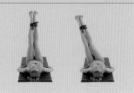

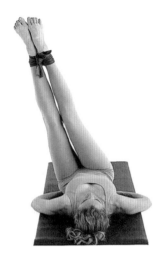

그림2

* 마시며 체중을 왼쪽 둔부와 골반으로 이동합니다. 다리는 왼쪽을 따라 가게 둡니다.

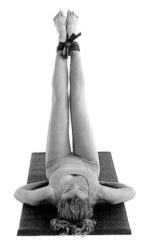

그림3

* 마시는 숨에 다리를 내리며 몸에서 멀어지는 위치에서 다시 원을 그리며 몸의 중심선을 지나가며 돌아옵니다.

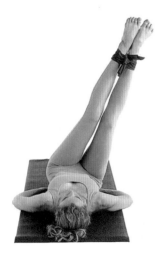

그림4

* 다리가 몸의 중심선을 지날 때 박자감 있게 내쉬며 체중을 오른쪽 둔부와 골반 쪽으로 이동합니다. 다리가 오른쪽을 따라 가게 두며 원그리기를 완성합니다. 이때, 준비자세로 돌아가는 순간에서 복부를 강하게 수축하며 마무리합니다(그림1 참고). 반대방향도 진행합니다. 5세트 반복합니다.

옵션(Options)

* 고관절 아래 베개를 두고 밴드를 발바닥에 걸칩니다. 다리를 수직으로 뻗으며 무릎에 힘을 뺍니다.

바디스캔(Body scan)

* 원을 몸에서 멀어지게 그릴 때, 척추가 휘지 않도록 하고 복부에 힘을 풀지 않습니다.

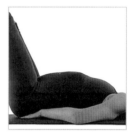

연결(Transition)

* 왼쪽으로 몸을 돌려 사이드 레그 킥(Side Leg Kicks) 동작으로 연결합니다.

사이드 레그 킥(Side Leg Kicks)

바로 누운 자세나 엎드린 자세에서 척추중립을 유지하는 것은 익숙해진 단계가 되었을 것입니다. 이 동작부터 131쪽까지 나오는 동작들은 옆으로 누운 자세에서 신체의 안정성을 유지하는 동작들입니다. 이 측면시리즈의 경우는 안쪽과 바깥쪽 허벅지, 고관절 그리고 둔부를 쓰기 위해 매우 좋은 동작들입니다. 한쪽 측면을 진행하고 반드시 반대쪽 측면도 진행하면서 전체적인 시리즈를 반복합니다.

호흡(Breathe)

다리를 앞쪽으로 보내 발차기를 할 때, 코로 마시는 숨을 두 번 연이어 합니다("흠 흠"). 그리고 입으로 길게 내쉬면서 다리를 뒤로 보냅니다.

에너지(Energize)

마치 몸이 깁스를 한 것처럼 어깨에서 고관절 위까지 고정합니다. 그래서 오직 이 동작에서 다리만 움직이도록 유도합니다.

정렬(Align)

위쪽 골반의 위치와 아래쪽 골반의 위치가 같은 선상에 있는지 항상 체크합니다.

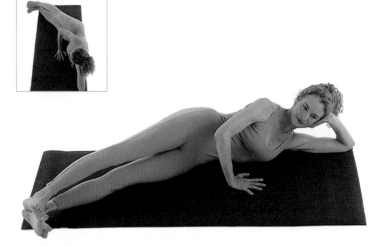

그림1

＊왼쪽 팔꿈치와 어깨 고관절의 위치를 맞추어 뒤쪽 매트 가장자리 선에 맞춥니다. 두 다리를 펴서 매트 앞쪽 가장자리에 위치합니다. 발등은 구부립니다. 왼쪽 손으로 머리를 받칩니다. 오른쪽 손은 늑골 앞쪽으로 해서 손바닥을 바닥을 눌러 지지하며 준비자세를 취합니다.

MOVE

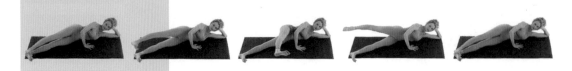

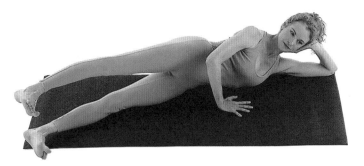

그림2

＊시작하기 전에 완전히 폐에서 숨을 내쉽니다. 그리고 오른쪽 다리를 고관절 높이까지 들어올립니다.

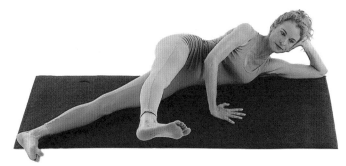

그림3

＊마시며 앞쪽으로 2번 발차기를 합니다. 박자감 있는 호흡 "흠흠" 두 번을 내쉽니다.

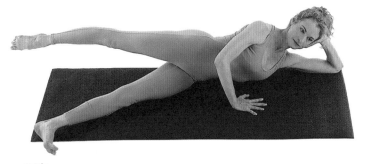

그림4

＊내쉬는 호흡을 길게 하며 다리를 뒤로 보냅니다. 이때 발등을 폅니다. 허리의 모양은 안정시키며 고관절에서 길게 뻗어나가듯이 다리를 뻗습니다. 10번 반복합니다.

옵션(Options)

＊아래쪽 다리를 앞쪽으로 구부립니다. 머리는 아래쪽 팔을 펴서 베개처럼 베고 합니다.

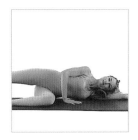

바디스캔(Body scan)

＊다리를 너무 멀리 차게 되면 허리가 휘는 경향이 생깁니다.

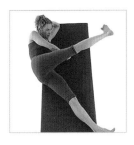

연결(Transition)

＊왼쪽에서 준비자세를 마무리 하며 측면으로 하는 다리 들기와 파워서클(Side Lying Leg Lift and Power Circles)로 연결합니다.

측면으로 하는 다리 들기와 파워서클(Side Lying Leg Lifts and Power Cirles)

측면 시리즈 동작의 하나입니다. 바깥쪽 허벅지의 근육강화와 토닝에 집중한 동작입니다. 정확하게 그리고 의도를 가지고 움직입니다. 둔부를 만나는 지점에서 위쪽 다리의 바깥쪽 허벅지를 정확하게 쓰는 데 도움이 됩니다. 파워서클(Power Circles)은 빠르지만 작은 범위로 진행하되 정확하게 움직이며 측면으로 하는 다리 들기(Side Lying Leg Lifts) 다음에 바로 진행합니다. 이 동작은 고관절에서부터 전체적인 움직임을 만들되 상체는 고정하도록 안정을 유지합니다.

호흡(Breathe)

다리 들기(Leg Lift)에서는 내쉬며 다리를 들어올립니다. 마시고 다시 내립니다.
파워서클(Power Circles)에서는 마시고 2번 원을 그리고 내쉬며 2번 원을 그립니다. 이때 "흠 흠" 호흡 패턴을 사용합니다.

에너지(Energize)

발을 들 때 마치 발 바로 뒤쪽에 무언가를 터치하듯이 느끼며 조절하면서 다리를 내립니다.

정렬(Align)

파워하우스를 쓰며 팔은 몸의 앞쪽에 두고 다리로 원을 그리는 동안 상체를 안정되게 유지하는 데 도움을 줍니다. 팔꿈치는 편 상태를 유지하고 지지하고 있는 팔쪽 어깨는 내리도록 합니다.

MOVE

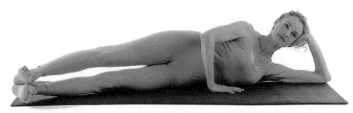

그림1

＊왼쪽 팔꿈치와 어깨 고관절의 위치를 맞추어 뒤쪽 매트 가장자리 선에 맞춥니다. 두 다리를 펴서 매트 앞쪽 가장자리에 위치합니다. 발등은 구부립니다. 왼쪽 손으로 머리를 받칩니다. 오른쪽 손은 늑골 앞쪽으로 해서 손바닥을 바닥을 눌러 지지합니다. 마시며 준비자세를 취합니다.

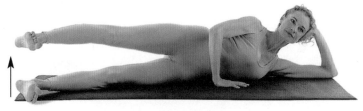

그림2

＊내쉬며 구부린 발을 고관절 높이까지 들어올립니다. 다리를 작게 들어올리되 정확하게 그리고 높이보다는 길어지는 것에 더 집중합니다.

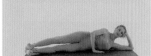

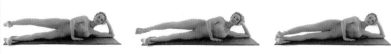

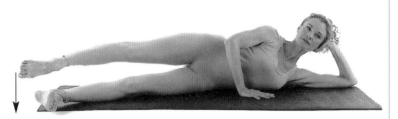

그림3

＊ 들어올린 상태에서 발등을 펴고 고관절에서 다리를 길게 뻗습니다. 마시고 천천히 다리를 내립니다. 발등을 다시 구부립니다. 내쉬면서 다시 들어올립니다. 8번 반복합니다. 다리를 들어올린 상태에서 발등을 펴고 파워서클(Power Circles)를 진행합니다.

옵션(Options)

＊ 준비자세로 돌아가 안쪽 허벅지 운동 및 파워서클(Inner Thigh Leg Lifts and Power Circles)로 연결합니다.

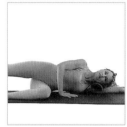

바디스캔(Body scan)

＊ 다리를 너무 높이 올리면 골반과 몸통의 정렬이 틀어집니다.

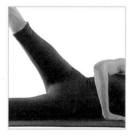

＊ 다리 움직임에 따라 상체가 흔들리지 않도록 고정합니다. 다리가 엉덩이 소켓에서 움직일 때 상체는 흔들리지 않습니다.

연결(Transition)

＊ 안쪽 허벅지 운동과 파워서클(Inner Thigh Leg Lifts and Power Circles) 동작을 위해 일단 준비자세로 돌아갑니다.

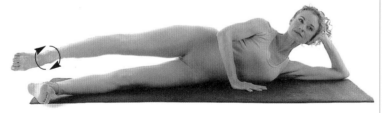

그림4

＊ 마실 때 원을 그리기 시작합니다. 각 방향으로 16번 원을 그립니다. 발에 마치 드릴을 달았다고 상상합니다. 고관절에서 발가락 끝으로 드릴을 만든다고 생각합니다. 마시며 2번 원을 그리고 내쉬는 숨에 2번 원을 그립니다. "흠흠, 후후" 호흡 패턴을 사용합니다.

안쪽 허벅지 운동과 파워서클(Inner Thigh Leg Lifts and Power Circles)

이 동작은 허벅지 안쪽의 근육의 강화와 토닝을 위한 동작입니다.

호흡(Breathe)

다리 들기(Leg Lifts)에서는 내쉬며 다리를 들어올립니다. 마시고 다시 내립니다.
파워서클(Power Circles)에서는 마시고 2번 원을 그리고 내쉬며 2번 원을 그립니다. 이때 "흠흠" 호흡 패턴을 사용합니다.

에너지(Energize)

다리를 올리고 내릴 때 안쪽 발목 뼈 사이에 무언가 밸런스를 유지한다고 상상한다.

정렬(Align)

바닥과 다리는 평행을 유지하고 고관절 바로 아래 오게 위치합니다.

MOVE

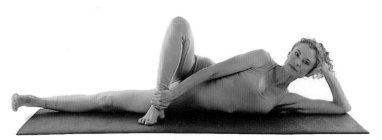

그림1

＊오른쪽 다리를 왼쪽 다리 위로 구부리면서 오른쪽 발목을 오른쪽 손으로 잡습니다. 왼쪽 다리를 바로 고관절 아래 오도록 위치하고 발등은 구부립니다. 마시고 준비자세를 취합니다.

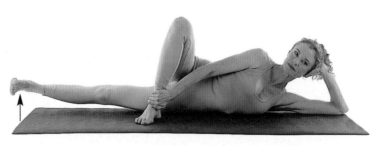

그림2

＊내쉬면서 다리를 길게 늘이며 아래쪽 다리를 들어올립니다. 다리를 들때마다 골반저근을 쓰도록 합니다.

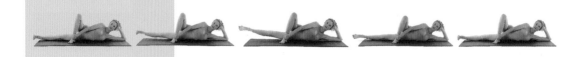

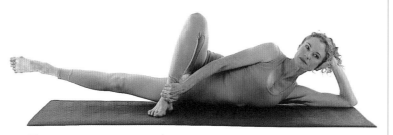

그림3

* 다리를 들어올린 상태에서 발등을 펴고 고관절에서 더 길게 뻗습니다.

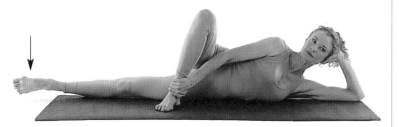

그림4

* 마시고 천천히 다리를 내립니다. 발등을 다시 구부리고 내쉬며 다시 들어올립니다. 마지막 횟수의 다리를 든 상태에서 파워서클(Power Circles) 동작을 이어갑니다.

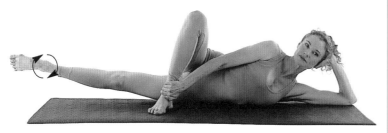

그림5

* 8번 반복해서 파워서클 동작을 각 방향으로 진행합니다. "흠흠, 후후" 호흡패턴을 사용합니다. 마지막 서클에서 준비자세로 돌아갑니다.

옵션(Options)

* 위쪽 다리를 앞으로 구부리고 무릎아래 베개를 받칩니다.

* 머리는 아래쪽 팔을 펴서 베개처럼 받칩니다.

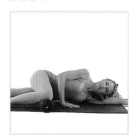

* 처음에 움직이는 다리를 약간 앞쪽으로 두고 동작을 진행합니다. 숙련이 되면 다리를 고관절과 같은 위치에 두고 움직입니다.

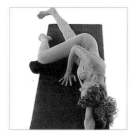

바디스캔(Body scan)

* 머리 위의 왕관에서 몸을 통과해 움직이는 다리의 발뒤꿈치까지 하나의 에너지가 흐른다고 상상합니다.

연결(Transition)

* 측면자세를 유지하며 측면으로 하는 쿼드 스트레칭(Side Lying Quad Stretch)으로 연결합니다.

측면으로 하는 쿼드 스트레칭(Side Lying Quad Stretch)

오랫동안 앉아있다 보면 고관절 굴근(몸통에서 이어져 고관절 앞쪽에서부터 허벅지까지의 근육)이 짧아지며 타이트해집니다. 뛰기나 오르기 심지어 스텝 에어로빅같은 반복되는 액션 역시 대퇴사두근같은 고관절 굴근을 타이트하게 만듭니다. 대부분의 필라테스 매트 동작은 무릎을 가슴 쪽으로 끌어당기는 것을 강조합니다. 이것은 복근과 척추를 아름답게 스트레칭 시켜주는 매우 좋은 동작입니다. 하지만 이것은 고관절 굴근을 오히려 타이트하게 만들 수 있으므로 이번에는 고관절과 대퇴사두근에 좋은 스트레칭을 훈련해 봐야 합니다.

호흡(Breathe)
마실 때 스트레칭을 약간 풀고 내쉬면서 스트레칭을 더 깊게 합니다.

에너지(Energize)
허벅지 근육이 배꼽부터 무릎까지 붙어 있다고 상상합니다. 배꼽과 무릎 간의 길이가 하나의 길고 일직선으로 뻗은 선이라고 상상합니다.

정렬(Align)
허리가 휘지 않게 복부를 쓰며 척추중립을 유지합니다.

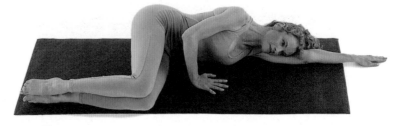

그림1
＊왼쪽 측면으로 누워서 양쪽 다리를 앞으로 구부립니다.

MOVE

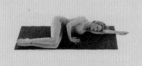 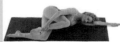 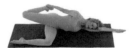 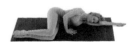

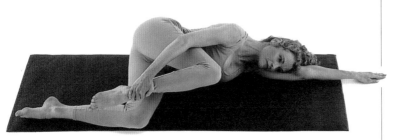

그림2

＊오른쪽 무릎을 가슴 쪽으로 끌어당겨 오른쪽 발목을 오른쪽 손으로 잡습니다. 숨을 마십니다.

옵션(Options)

＊만약 발등을 뒤에서 잡지 못한다면 밴드를 발에 걸고 밴드 끝을 손으로 잡고 진행합니다.

바디스캔(Body scan)

＊아래쪽 다리는 90도 앞쪽으로 구부립니다.
＊위쪽 고관절, 무릎 그리고 발이 같은 운동면에 있도록 합니다.
＊허리가 휘지 않게 그리고 복부에 힘을 풀지 않도록 합니다.

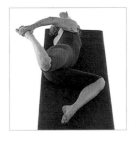

연결(Transition)

＊122쪽으로 돌아가서 오른쪽으로 몸을 돌려 반대쪽 측면 시리즈를 완성합니다. 다 하게 되면 앉은 자세를 취하며 인어(Mermaid) 동작으로 연결합니다.

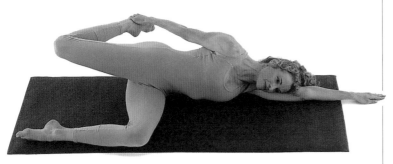

그림3

＊내쉬면서 허벅지를 내려 몸으로부터 멀어지게 뒤로 보냅니다. 복부를 쓰면서 치골이 앞쪽과 위로 오도록 기울입니다. 허리를 지나치게 휘지 않습니다. 호흡을 기억하세요. 대퇴사두근 스트레칭으로 유지하며 적어도 3번에서 5번 긴 호흡사이클을 진행합니다.

인어(Mermaid)

이 동작은 신체의 측면과 사선 방향의 부위를 길고 강하게 만드는 우아한 동작입니다. 이러한 근육 부위는 허리라인을 만들어 주기도 합니다. 매일의 일상에서 측면의 사선부위는 좀처럼 거의 쓰지 않게 됩니다. 그래서 우리가 선호하지 않는 '러브핸들' 혹은 '스페어 타이어' 같은 허리 모양을 만들게 되죠. 이 부위를 스트레칭하면서 이러한 근육을 마치 아침에 일어나 하품하듯이 깨우게 만들어 봅시다.

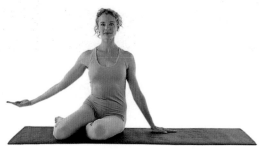

그림1

＊다리를 오른쪽으로 포개서 왼쪽 고관절 위로 앉도록 합니다. 왼쪽 손바닥은 왼쪽 고관절 옆에서 바닥을 짚고 오른쪽 팔은 부드러운 둥근 선 모양으로 뻗습니다. 손바닥은 위를 향합니다. 내쉬면서 고관절에서부터 길어지는 느낌으로 머리의 왕관을 통과하듯이 움직입니다.

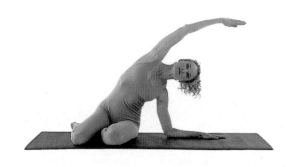

그림2

＊오른쪽 팔을 머리 위로 올릴 때 내쉽니다. 이때, 오른쪽 귀를 따라 가능한 왼쪽 방향으로 길게 멀리 뻗습니다. 왼쪽 팔꿈치는 구부리되 매트에 닿지 않아도 됩니다. 몸을 측면으로 기울일 때 몸통 측면과 바닥 사이에 공간을 더 확보하면서 들어 올립니다.

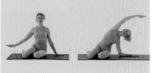

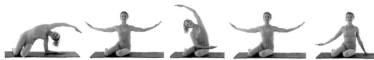

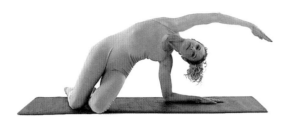

그림3

주의: 다음 단계에서 사이드 리프트(Side Lift)를 옵션으로 진행합니다. 만약 준비가 안 되었다면 그림4로 넘어가면 됩니다.

＊계속 마시는 숨에 고관절을 매트에서 떼어 들어올립니다. 왼쪽 팔이 바닥을 향해 유도하듯이 움직입니다. 길고 멋진 둥근 선이 오른쪽 고관절에서 손끝까지 이어집니다.

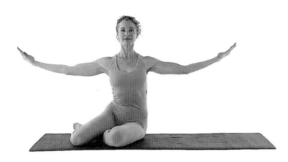

그림4

＊마시는 숨을 유지하며 팔을 어깨 높이까지 내리며 손바닥은 위를 향해 수직자세를 취합니다. 숙련이 되면 이 자세는 넘어가서 바로 움직임의 연결이 자연스럽게 되도록 연결해서 계속 움직입니다. 하지만 수직선상의 정렬을 유지하며 순간적으로는 어깨는 반드시 고관절 위에 오도록 정렬을 지킵니다.

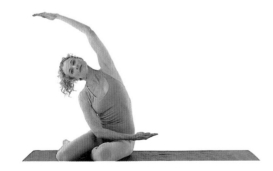

그림5

＊내쉬면서 둥근 커브를 반대로 합니다. 왼쪽 팔을 머리 위로 뻗습니다. 오른쪽 팔은 앞쪽 허리로 가져와 오른쪽으로 스트레칭합니다. 각 방향으로 3번에서 5번 반복합니다.

옵션(Options)

＊만약 고관절이 타이트하거나 무릎에 힘이 들어가는 느낌이 들면 앉는 쪽 고관절 아래에 베개를 받칩니다.

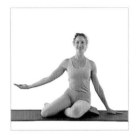

＊이때 측면으로 들어올리면 상체와 어깨 강화를 시키며 더 힘든 동작을 준비할 수 있습니다.

바디스캔(Body scan)

＊몸통이 오직 2개의 면에 존재한다고 상상합니다. 단지 양쪽 좌우만 있다고 생각하고 앞뒤는 없다고 상상합니다. 몸의 중심을 틀지 마세요.

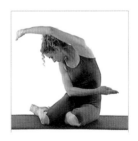

연결(Transition)

＊엎드린 자세를 취하고 뒤꿈치 차기(Heel Beats) 동작으로 연결합니다.

뒤꿈치 차기(Heel Beats)

이 동작의 준비 동작은 빔 원리(B.E.A.M. Fundamentals)의 브이 풀(V-Pull, 78쪽 참고) 동작이었습니다. 브이 풀(V-Pull) 동작처럼 한번 더 골반을 말며 매트에 엎드려 파워하우스를 씁니다. 이어서 브이 풀(V-Pull) 동작에서 다리를 안으로 바깥으로 움직이는 뒤꿈치 차기(Heel Beats) 동작의 가위질하기(Scissor) 움직임을 추가하여 난이도를 높입니다.

(78쪽 참고)

호흡(Breathe)

2번 비트에 마시고 2번 비트에 내쉽니다("흠흠, 후후" 호흡패턴을 사용합니다).

에너지(Energize)

골반을 말 때, 배꼽 아래 터널이 지나간다고 상상합니다. 다리를 고관절에서부터 뻗으며 길게 만듭니다. 발가락을 뻗으며 뒤쪽에 벽을 향한다고 생각합니다.

정렬(Align)

상체 특히 어깨는 힘을 빼도록 유지하고 중립을 지킵니다. 허리부터 아래까지 하지에 집중해서 운동을 진행합니다.

MOVE

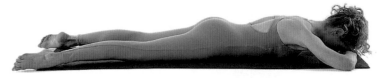

그림1

＊매트에 엎드린 자세를 취하고 손을 포개서 이마에 댑니다. 다리는 매트 넓이만큼 벌리고 뒤꿈치를 서로 마주댑니다. 마시며 준비자세를 취합니다.

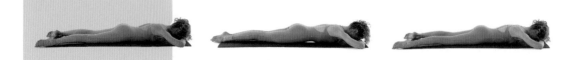

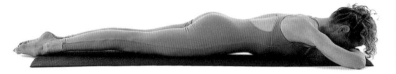

그림2

＊완전히 내쉬면서 빔 원리(B.E.A.M. Fundamentals)의 브이 풀(V-Pull, 78쪽 참고) 동작을 진행합니다. 다리를 고관절에서부터 길게 만들며 발이 약간 매트에서 떨어지도록 합니다. 뒤꿈치를 서로 치면서 "흠흠, 후후" 호흡패턴으로 박자감 있게 움직입니다. 40번 마주칩니다. 휴식을 취하고 다시 3번 반복합니다.

옵션(Options)

＊만약 허리가 타이트하다면 고관절 아래 베개를 받칩니다(81쪽 참고).

＊만약 어깨와 목이 쉽게 긴장한다면 이마 아래 베개를 두고 팔을 길게 뻗어 힘을 빼고 편히 둡니다.

＊뒤꿈치를 맞댈 때, 배 아래에 힘을 주기 힘들다면 숙련이 될 때까지 그리고 동시에 복부에 힘을 주며 다리를 움직일 수 있을 때까지 브이 풀(V-Pull) 동작을 연습합니다.

바디스캔(Body scan)

＊다리를 너무 높이 들면 골반의 힘이 풀릴 수 있습니다. 허리의 무리가 가지 않도록 합니다.

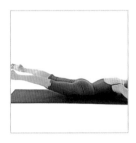

연결(Transition)

＊상체를 들고 뒤꿈치 쪽으로 엉덩이를 보내면서 잠시 휴식자세를 취합니다(84쪽 참고). 호흡합니다.

스쿼트와 롤업 스탠딩(Squat and Roll Up to Standing)

이 동작은 약간 몸을 쭈그리고 앉아 시작해서 가장 수직적인 자세인 서 있는 모습으로 마무리하는 동작입니다. 척추 스트레칭(Spine Stretch, 108쪽 참고)에서 이미 척추를 하나씩 쌓아 올리는 것에 대한 개념을 연습했습니다. 하지만 발, 무릎 그리고 고관절의 정렬을 추가하면서 모든 근력을 통합하고 매트 동작에서 바로 세운 자세로 가는 스트레칭에 대한 부분은 어려울 수 있습니다.

호흡(Breathe)

마시며 스쿼트 자세를 취합니다. 내쉬며 롤업하며 일어납니다.

에너지(Energize)

양쪽 발 아래 삼각대를 바닥에 심듯이 딱 붙이며 단단한 기초를 만듭니다. 척추를 수직으로 펴면서 신체의 연결성을 지키며 머리 위의 왕관을 천장 쪽으로 뻗듯이 움직입니다.

정렬(Align)

발의 삼각대로 바닥에 붙입니다. 무릎은 발가락을 지나 위치합니다. 골반은 반드시 발 위에 (뒤가 아닌) 오도록 합니다. 어깨는 바로 고관절 위에 오게 합니다.

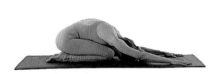

그림1

＊휴식자세에서 시작합니다(84쪽 참고). 늑골의 측면과 뒤쪽으로 깊게 들이마십니다. 완전히 마시면서 하복부와 골반저근을 쓰며 움직임을 유도합니다. 이 자세에서 적어도 3번 정도 완전한 호흡을 반복합니다.

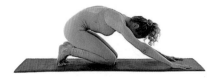

그림2

＊발은 골반 넓이로 벌리고 발가락을 세워 발을 구부립니다.

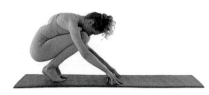

그림3

＊스쿼트 자세로 앉으며 손끝을 매트에 대서 밸런스를 유지합니다. 턱은 가슴 쪽으로 내리며 힘을 뺍니다.

MOVE

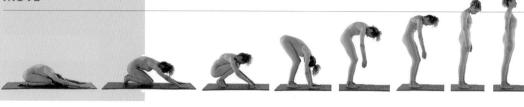

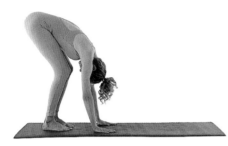

그림4
＊뒤꿈치를 매트에 누르며 무릎에 힘을 뺍니다. 무릎은 바로 발 위에 오게 합니다. 상체의 힘을 빼고 마치 헝겊 인형처럼 매달려 있듯이 자세를 취합니다. 깊게 호흡합니다. 그 다음 마실 때, 발을 바닥에 꾹 누르며 강한 기초를 만든다고 생각합니다.

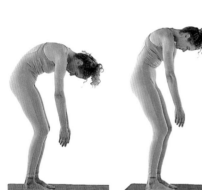

그림5   그림6

그림5
＊내쉴 때 파워하우스를 씁니다. 천천히 롤업하며 몸을 세워 서 있는 자세를 취합니다.

그림6
＊척추를 하나하나씩 쌓아 올립니다.

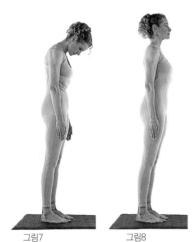

그림7   그림8

그림7
＊가슴을 펼 때, 턱을 올리는 것을 마지막에 합니다. 척추 위에 머리가 밸런스를 유지합니다.

그림8
＊시선은 정면을 향합니다. 바닥 위에 신체를 지탱하며 가장 좋은 자세로 서기 위해 모든 근육을 쓰는 것을 느낍니다. 한 번의 완벽한 움직임이면 충분합니다.

옵션(Options)
＊롤업해서 일어날 때 손으로 정강이 위와 허벅지를 따라가며 짚습니다.

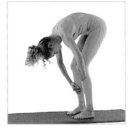

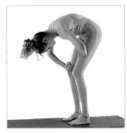

바디스캔(Body scan)
＊스쿼트 자세에서 몸이 무너지지 않습니다. 하지만 몸의 중심을 지키며 마치 고양이가 덤비듯이 준비합니다. 이러한 이미지는 스쿼트자세에서 몸을 일으킬 때 도움이 될 것입니다.

연결(Transition)
＊서 있는 자세에서 스트레칭하며 밸런스를 테스트합니다.

팔들기, 사이드 스트레칭 및 몸 들어올리기(Arm Raises, Side Stretch, and Rise)

이 간단한 동작은 걸어다니며 매트에서 바르게 선 자세까지 신체의 모든 정보를 통합하는 데 매우 좋은 동작입니다. 빔 원리(B.E.A.M. Fundamentals)의 사이드 스트레칭(Side Stretch)에서 팔 들기(Arm Raises)의 스탠딩 응용 동작을 찾을 수 있으며, 마지막으로 밸런스 테스트를 할 수 있습니다.

호흡(Breathe)

팔 들기(Arm Raises)에서는 마시며 팔을 들고 내쉬며 팔을 내립니다. 사이드 스트레칭(Side Stretch)에서는 마시며 수직자세를 유지하고 내쉬며 스트레칭을 합니다. 몸 들어올리기(Rise)를 할 때에는 내쉬며 발 앞꿈치로 서도록 합니다.

에너지(Energize)

양쪽 발 아래 삼각대를 바닥에 심듯이 딱 붙이며 단단한 기초를 만듭니다. 꼭두각시 줄이 매달린 것처럼 머리 위의 왕관을 천장 쪽으로 뻗듯이 움직입니다.

정렬(Align)

고관절 위에 어깨가 수직선상에 오게 하고 팔이 움직일 때 삼각형 꼭지점이 서로 포개지는 것처럼 정렬을 지킵니다.

MOVE

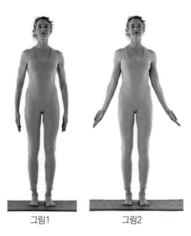

그림1 그림2

그림1

＊키가 커지듯이 서서 팔을 길게 몸 옆으로 뻗습니다. 손바닥은 안쪽을 향합니다. 발은 평행으로 두고 골반 넓이만큼 벌립니다. 내쉬며 준비자세를 취합니다.

그림2

＊마시기 시작하면서 손바닥을 바깥쪽으로 돌립니다.

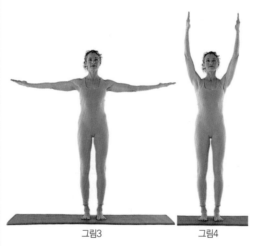

그림3 그림4

그림3

＊계속 마시면서 팔을 양옆으로 벌리면서 머리 위로 올립니다.

그림4

＊팔을 머리 위로 다 올리면 마시는 숨에 마무리합니다. 견갑골을 뒷주머니에 꽂듯이 어깨를 내립니다.

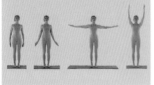
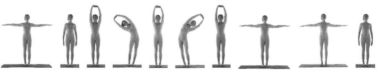

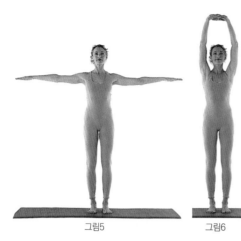

그림5

그림5

＊ 내쉬며 손바닥을 바닥으로 향하게 돌리며 준비자세로 (그림1 참고)돌아갑니다. 4번 반복합니다. 마지막 횟수에서 머리 위에 손을 올린 상태에서 멈춥니다.

그림6

＊ 마시며 손을 깍지낍니다. 손바닥을 천장 쪽을 향해 뒤집습니다. 한쪽 측면으로 전체를 길게 스트레칭합니다.

그림6

그림7

＊ 내쉬며 오른쪽 무릎을 구부리고 더 오른쪽을 향해 스트레칭합니다. 마시며 다시 수직자세로 돌아갑니다(그림6 참고).

그림8

＊ 내쉬며 왼쪽 무릎을 구부리고 더 왼쪽을 향해 스트레칭합니다. 마시며 다시 수직자세로 돌아갑니다.

＊ 손을 풀고 내쉬며 팔을 어깨 높이까지 내립니다. 손바닥은 바닥을 향합니다. 마시며 파워하우스를 쓰고 발바닥은 바닥을 꽉 누릅니다(그림5 참고).

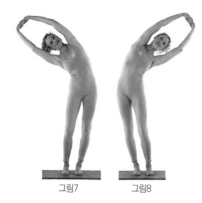

그림7 　　　그림8

그림9

＊ 내쉬며 발 앞꿈치로 서서 뒤꿈치를 들어올립니다. 이때 밸런스 테스트를 해봅니다. 체중을 똑같이 앞꿈치에 싣고 발이 안쪽이나 바깥쪽으로 돌아가는 것을 피합니다. 한 번의 마시는 숨에 밸런스를 유지합니다. 그리고 나서 한번 더 마시며 꼭두각시 줄이 계속 수직으로 들어올리는 것처럼 생각합니다. 내쉬며 천천히 뒤꿈치를 매트에 내리고 팔은 몸 옆에 두며 준비자세로 돌아갑니다(그림1 참고).

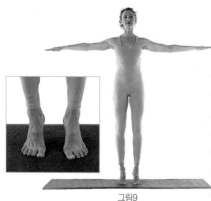

그림9

바디스캔(Body scan)

＊ 팔 들기(Arm Raises)에서 어깨는 마치 손끝을 통해 뻗듯이 합니다.

＊ 팔을 내릴 때, 무거운 것을 밀어내듯이 내립니다. 팔 아래쪽 근육을 쓰면서 움직임을 조절합니다.

＊ 사이드 스트레칭(Side Stretch)에서 상체와 양쪽 고관절은 앞쪽을 향하게 유지합니다. 몸통과 골반이 돌아가지 않게 합니다.

＊ 몸 들어올리기(Rise)에서는 두 개의 에너지가 지나간다고 생각합니다. 팔아래쪽에서 눌러 내리며 머리 위의 왕관을 통해 위로 뻗어 나갑니다. 이러한 상상은 오랜 시간 밸런스를 유지하는 데 도움이 됩니다.

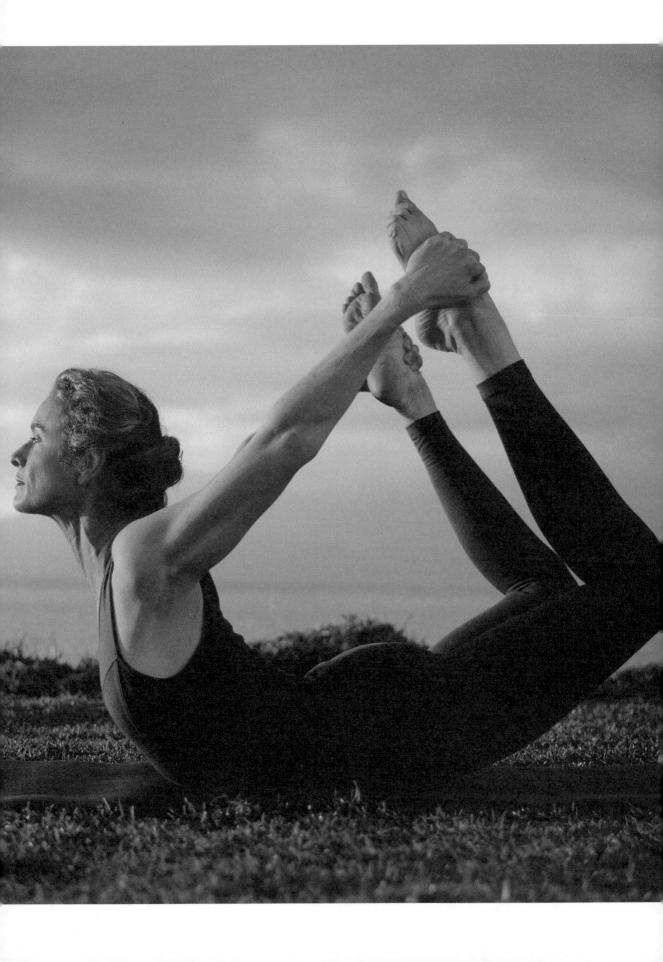

일상생활에서 쓸 수 있는 5분 루틴 시퀀스
(Take 5: Auxiliary Exercises)

이 장에 제시된 부록 같은 동작들은 하루 5분 혹은 그 미만 4회의 짧은 루틴으로 반복하면 된다. 마지막 장에 제시한 이유는 일상생활에 작지만 요약된 이 운동들로 필라테스를 통합하면서 지속적인 격려를 주기 위함이다. 1시간 심지어 30분도 운동을 할 시간이 없다는 것을 잘 알고 있다. 하지만 모든 사람이 하루 5분 정도는 투자할 수 있다. 어쩌면 당신은 하루 일과 중 에너지 슬럼프에 빠졌을 때 커피 한 잔보다 이러한 일상의 루틴이 더 회복력이 있다는 것을 발견할지도 모른다.

이 장에서 제시한 루틴들은 빔 원리(B.E.A.M. Fundamentals)와 필라테스의 원리를 다지며 신체와 정신을 풍족하게 해줄 것이다. 그리고 매트 동작을 점차 진행할수록 더욱 키가 커지고 기분이 좋아지며, 자신이 더 나아보이게 느낄 수 있다. 특별한 옷, 도구가 필요치 않고 많은 시간을 쏟을 필요도 없다. 여기 나와 있는 동작을 하지 못할 이유는 없다. 한 주 동안 이 장에서 제시된 루틴을 따라해 보자. 반드시 그 결과에 놀랄 것이다. 가장 중요한 점은 즐기면서 하는 것이다.

의자를 이용한 상체운동(Upper Body Chair Workout)

앉은 자세에서 오랜 시간 앉아서 일하는 사람들에게 상체를 스트레칭하는 동작들은 매우 훌륭합니다. 긴장을 풀고 에너지를 다시 충전합니다. 커피 대신에 물을 마시려고 노력하며, 의자에서 이러한 동작을 해 봅니다. 그리고 얼마나 더 나아지는지를 느껴보세요.

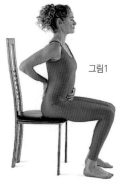

그림1

호흡(Breathing)

그림1

＊의자 끝자락에 앉아서 등을 펴고 발을 골반 넓이만큼 벌립니다. 한쪽 손은 하복부에 대고 다른 손은 허리 부분에 댑니다. 코로 들이마십니다.

그림2

＊입으로 완전히 내쉬면서 하복부를 수축하며 척추가 있는 뒤쪽으로 보냅니다. 마치 손을 서로 가깝게 붙인다는 느낌으로 조이면서 키가 커지고 허리는 잘록해지는 느낌을 가집니다. 5번 반복합니다.

MOVE

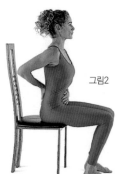

그림2

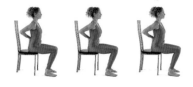

팔 들기(Arm Raises)

그림1

＊팔을 길게 뻗어 몸 옆에 살짝 간격을 두고 키가 커지듯이 앉습니다. 손바닥은 안쪽으로 향하게 서로 마주보게 합니다.

그림2

＊마시고 손바닥을 위로 보내며 팔을 머리 위로 듭니다. 어깨는 계속 내립니다. 내쉬며 준비자세로 돌아갑니다. 10번 반복합니다. 마지막 횟수에 팔을 든 채로 멈춥니다.

MOVE

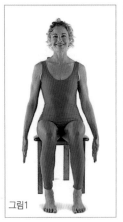

그림1

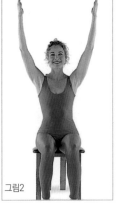

그림2

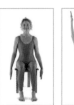 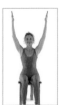 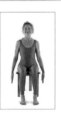

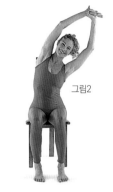

그림1

그림2

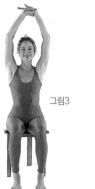

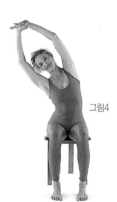

그림3

그림4

사이드 스트레칭(Side Stretch)

그림1

＊마시는 숨에 마지막에 팔을 든 상태를 유지합니다. 왼손으로 오른쪽 손목을 잡습니다.

그림2

＊내쉬면서 왼쪽으로 스트레칭을 합니다. 오른쪽 엉덩이가 뜨지 않게 의자에 뿌리 박듯이 붙입니다. 마시며 약간만 스트레칭을 풉니다. 내쉬며 더 스트레칭을 합니다. 반복합니다.

그림3

＊마시며 준비자세로 돌아갑니다. 그리고 손을 바꿉니다.

그림4

＊내쉬며 반대쪽으로 스트레칭을 합니다. 마시며 스트레칭을 약간 풉니다. 내쉬며 더 스트레칭을 합니다. 마시며 준비자세로 돌아갑니다. 내쉬며 팔을 다시 내립니다.

MOVE

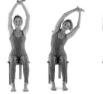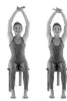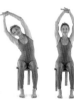

어깨 움츠리기(Shrugs)

그림1

＊양손을 주먹을 쥡니다.

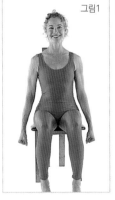

그림1

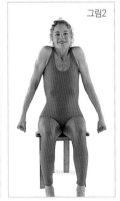

그림2

그림2

＊마시며 어깨를 귀 쪽으로 움츠립니다. 어깨가 매우 타이트하고 긴장된 상태를 느낍니다. 내쉬며 어깨를 떨어뜨립니다. 긴장을 이완하는 느낌으로 준비자세로 돌아갑니다. 3번 반복합니다.

MOVE

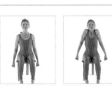

의자를 이용한 상체운동(Upper Body Chair Workout)

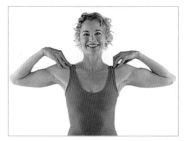

어깨 돌리기(Shoulder Rolls)

그림1

＊손가락 끝을 어깨 위에 둡니다. 팔꿈치는 양옆으로 벌립니다.

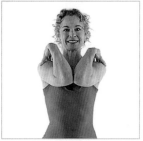

그림2

＊마시기 시작하며 팔꿈치를 가슴 앞쪽에서 맞댑니다.

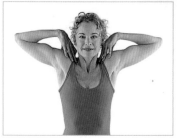

그림3

＊계속 마시며 어깨를 넓히며 팔꿈치를 위로 그리고 옆으로 향하게 돌립니다.

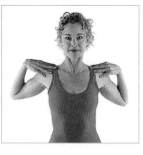

그림4

＊내쉬며 어깨를 떨어뜨리고 팔꿈치를 뒤쪽으로 돌립니다. 이 때, 팔꿈치가 마치 허리선을 향하듯이 돌립니다. 마시고 양쪽 팔꿈치를 가슴앞에서 맞대며 반복합니다. 각 방향으로 4번 원을 그리며 반복합니다.

MOVE

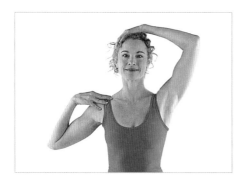

목 스트레칭(Neck Stretches)

그림1

＊오른쪽 손을 오른쪽 어깨 위에, 왼쪽 손은 머리 정수리 위에 두고 숨을 마십니다.

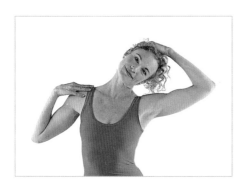

그림2

＊내쉬며 왼쪽 귀를 왼쪽 어깨 쪽으로 내립니다. 몸을 기울이지 않습니다. 오른쪽 어깨는 마치 닻을 내린 것처럼 손가락끝으로 고정하며 목 옆선의 스트레칭에 집중합니다. 마시며 약간 스트레칭을 풉니다. 내쉬며 스트레칭을 더 깊게 합니다. 반복합니다. 마시며 준비자세로 돌아갑니다. 왼손을 이번에는 머리 뒤쪽을 감싸듯이 대고 손가락끝은 머리 뒤쪽을 향하게 합니다.

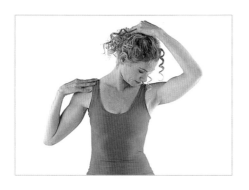

그림3

＊내쉬며 턱을 겨드랑이 쪽으로 사선 방향이 되게 기울입니다. 마시며 스트레칭을 풀었다가 내쉬며 더 깊게 스트레칭합니다. 반복합니다. 마시며 준비자세로 돌아갑니다. 손을 바꿉니다. 목의 양쪽을 둘 다 스트레칭합니다.

MOVE

의자를 이용한 상체운동(Upper Body Chair Workout)

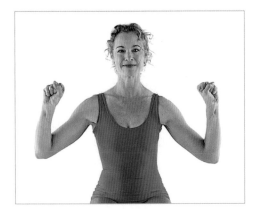

손 스트레칭(Hand Stretches)

그림1
＊양손의 주먹을 꽉 쥡니다.

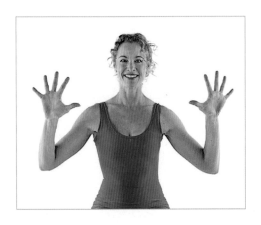

그림2
＊손가락을 펴며 최대한 손가락 사이를 벌립니다. 5번 반복합니다.

MOVE

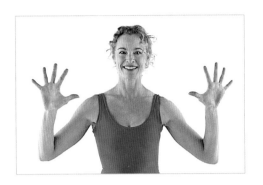

손목 돌리기(Wrist Circles)

그림1
＊손을 어깨 높이에 두고 시작합니다. 손바닥은 앞쪽을 향합니다. 손가락은 최대한 벌리며 최대한 스트레칭을 한 상태를 유지합니다.

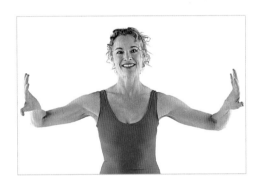

그림2
＊손을 바깥쪽으로 돌립니다.

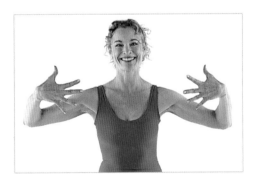

그림3
＊아래쪽으로 돌리며 손바닥이 몸 앞쪽을 향하게 합니다. 손바닥을 바깥쪽으로 향하게 돌리며 마무리합니다. 손바닥을 각 방향으로 돌리며 4번 반복합니다.

MOVE

의자를 이용한 상체운동(Upper Body Chair Workout)

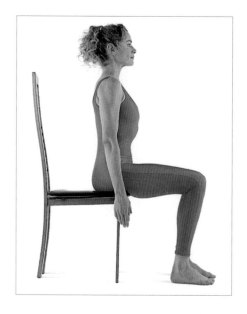

트위스트(Twist)

그림1

＊양쪽 골반은 앞을 향하게 유지하고 발바닥은 바닥에 딱 붙입니다.

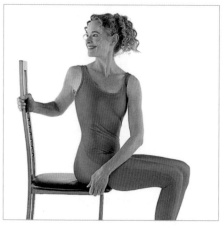

그림2

＊마시며 오른쪽으로 몸통을 회전합니다. 오른손으로 뒤쪽에서 의자를 잡습니다. 왼손은 몸 앞에 둡니다. 내쉬며 더 몸을 돌립니다. 마시며 풀었다가 내쉬며 더 많이 돌립니다. 반복합니다. 그리고 나서 준비자세로 돌아옵니다. 반대 방향으로 동작을 이어가며 반복합니다.

MOVE

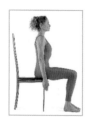 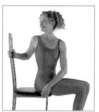 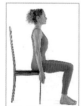

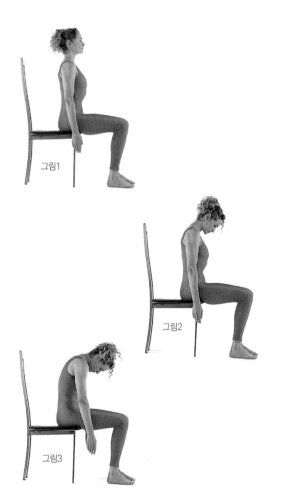

척추 스트레칭(Spine Stretch)

그림1
＊ 의자의 끝자락에 걸터 앉듯이 앉되 키가 커지는 느낌으로 앉습니다. 시선은 정면을 향합니다. 양쪽 골반은 앞을 향하게 유지하고 발바닥은 바닥에 딱 붙입니다. 발은 골반 넓이만큼 벌립니다. 마십니다.

그림2
＊ 내쉬기 시작하면서 턱을 가슴 쪽으로 떨어뜨립니다.

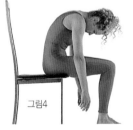

그림3
＊ 내쉬면서 어깨를 앞으로 떨어뜨리듯이 구부립니다. 마치 매달려 있듯이 팔의 힘은 뺍니다.

그림4
＊ 내쉬는 호흡을 마무리하면서 더 몸을 숙입니다. 복부는 계속해서 쓰는 걸 잊지 않습니다. 마시며 척추를 하나씩 쌓아 올리듯이 몸을 세우며 준비자세로 돌아갑니다. 5번 반복합니다.

MOVE

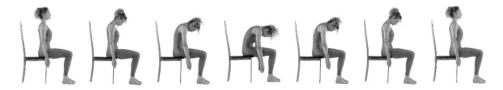

의자에서 하는 하체운동(Lower Body Chair Workout)

의자에서 하는 체어 스쿼트 동작은 다리와 파워하우스를 강하게 해줍니다. 대퇴근 스트레칭과 허벅지 앞쪽 근육 스트레칭도 포함합니다.

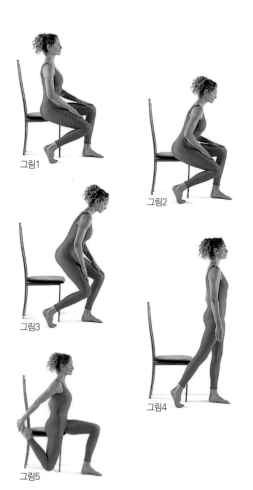

체어 스쿼트(Chair Squats)

그림1
＊의자 오른쪽 가장자리에 오른쪽 엉덩이를 띄운 상태로 앉습니다. 왼쪽 발은 바닥에 대고 오른쪽 발은 마치 걷는 자세를 취합니다.

그림2
＊마시고 척추중립을 유지하며 몸통을 앞으로 기울이되 고관절에서부터 움직입니다.

그림3
＊내쉬며 의자에서 일어납니다. 다리를 밀며 상체를 일으킵니다. 바른 정렬을 유지합니다.

그림4
＊내쉬는 숨을 마무리하며 몸을 수직선상으로 모두 일으킵니다. 마시며 천천히 다시 몸을 낮추며 의자에 앉습니다. 10번 반복합니다. 그리고 반대쪽도 반복합니다.

그림5
＊오른쪽 허벅지 앞을 스트레칭하려면 무릎을 구부려 발을 잡습니다. 마시며 내쉴 때, 복부를 더 끌어당겨 사용하며 무릎을 바닥 쪽으로 펴듯이 합니다. 주의사항: 허리가 휘지 않도록 주의하며 스트레칭합니다.

MOVE

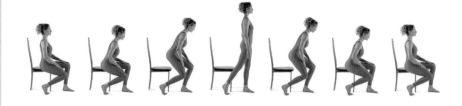

벽을 이용한 운동(Wall Workout)

이 동작들은 벽을 마치 도구처럼 이용합니다. 복부를 쓰며 허리를 벽에 누릅니다. 머리부터 꼬리뼈까지 척추 전체를 길게 만들도록 합니다. 동작을 하는 동안 파워하우스를 계속 쓰되, 머리, 목 그리고 어깨에 힘이 들어가 긴장을 지나치게 하지 않도록 주의합니다.

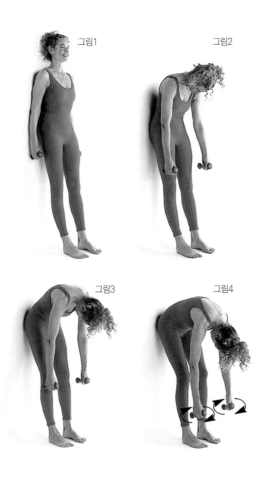

그림1 그림2 그림3 그림4

벽에서 떼기(Peeling off the Wall)

그림1

＊벽에 기대고 서서 발은 골반 넓이만큼 벌립니다. 허리를 벽에 댈만큼 유지하며 걸어나와 발과 벽의 거리를 충분히 유지합니다. 팔은 힘을 뺍니다(다른 옵션으로는 손에 1~2kg 정도의 아령을 사용). 마시며 자세를 취합니다.

그림2

＊내쉬면서 턱을 가슴 쪽으로 떨어뜨립니다.

그림3

＊등을 떼면서 어깨가 벽에서 천천히 멀어집니다. 계속 내쉽니다.

그림4

＊내쉬는 숨을 마무리하며 늑골 뒤쪽이 벽에서 완전히 멀어집니다. 하복부는 계속 힘을 주고 등을 지지합니다. 척추를 스트레칭합니다. 마시며 척추를 하나씩 쌓아 올리듯이 벽에 붙이며 준비자세로 돌아갑니다. 항상 어깨는 힘을 풀고 팔도 마치 매달려 흐늘거리듯이 힘을 풉니다. 3번 반복합니다. 마지막 횟수에서 아래쪽에 자세를 취한 상태로 팔로 작은 원을 한 방향으로 5번 그립니다. 준비자세로 돌아갑니다.

MOVE

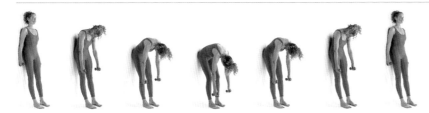

벽을 이용한 운동(Wall Workout)

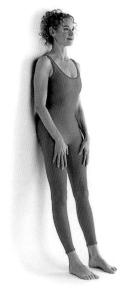

그림1

월 슬라이드(Wall Slide)

그림1

＊벽에서 떼기 동작처럼 벽에 기대 서 있는 동안 키가 커지듯이 서 있습니다(149쪽 참고).

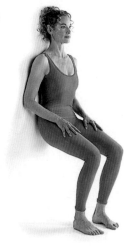

그림2

그림2

＊마시며 벽에 미끄러지듯이 내려와 무릎을 구부려 스쿼트 자세를 취합니다. 무릎은 발 중간까지 오게 정렬을 바르게 유지합니다. 하복부를 계속 쓰며 벽에 잘 맞대고 버팁니다.
마시며 한번 더 자세를 유지합니다. 내쉬며 파워하우스를 쓰며 발을 바닥에 딱 붙이고 천천히 벽을 타고 올라갑니다. 10번 반복합니다. 숙련이 되면 스쿼트 자세에서 더 오래 버텨봅니다. 호흡을 세며 점차 버티는 시간을 늘려가도록 해 봅니다.

MOVE

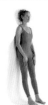 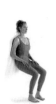 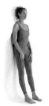

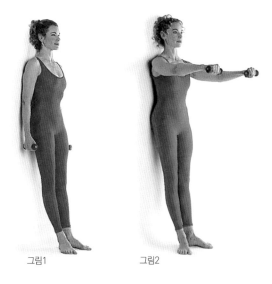

그림1   그림2

팔 돌리기(Arm Circles)

그림1

＊키가 커지듯이 벽에 기대고 서서 발은 필라테스 V 자세를 취합니다. 팔은 몸의 양옆에 둡니다. 옵션으로는 손에 1~2kg 정도의 아령을 사용합니다. 내쉬며 준비합니다.

그림2

＊마시며 팔을 어깨 높이까지 올립니다.

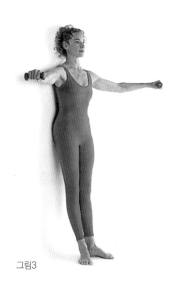

그림3

그림3

＊마시는 숨을 유지하며 팔을 대각선 방향 앞쪽으로 벌립니다. 주의사항: 너무 옆으로 벌리지 않습니다. 손이 내 시야 안에 있도록 합니다. 내쉬며 준비자세를 취합니다. 4번 반복합니다. 그리고 나서 반대 방향으로 4번 동작을 이어갑니다.

MOVE

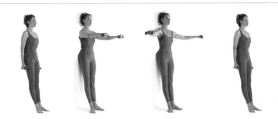

5분 복근 운동(5-Minute Tummy Tuck)

이 동작은 빠르게 움직이는 간단한 복부운동입니다. 복부를 납작하게 만들기 좋습니다. 만약 졸린데 낮잠은 잘 수 없고(일할 때 그렇겠죠?)... 이러한 상황에 이 동작을 해보면 다시 에너지를 충전할 수 있을 것입니다.

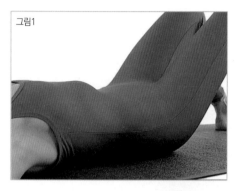

그림1

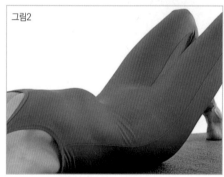

그림2

복부 납작하게 만들기(Belly Blaster)

그림1
＊매트나 부드러운 담요 같은 곳에 등을 대고 누워서 무릎은 구부리고 발은 골반 넓이만큼 벌립니다. 손은 깍지를 끼고 머리를 받칩니다. 팔꿈치는 편하게 힘을 풀고 내려놓습니다. 마시고 머리부터 꼬리뼈까지 긴 척추를 생각하며 유지합니다.

그림2
＊내쉬며 하복부를 가라앉히며 등 뒤를 바닥에 누른다고 생각합니다. 둔부는 힘을 뺍니다. 오직 복부만 납작하게 만드는 것에 집중합니다. 내쉬며 복부를 더 수축합니다. 마시며 천천히 풀고 준비자세로 돌아갑니다. 다시 내쉴 때 다시 복부를 가라앉힙니다. 10번 반복합니다.

MOVE

AB 블라스터(AB Blaster)

그림1
＊위의 복부 납작하게 만들기(Belly Blaster)와 동일한 홈 위치에서 시작합니다.
숨을 내쉴 때 갈비뼈 복부를 사용하고 상체를 바닥에서 구부립니다. 목을 우아하고 길게 유지하십시오. 복부의 힘을 풀지 마십시오! 숨을 들이쉬고 상체를 그대로 올린 채 숨을 내쉬면서 복근의 수축을 심화시킵니다. 편안한 자세로 내려오면서 숨을 들이마십니다. 그런 다음 내쉬면서 다시 상체를 올립니다. 최대 10회 반복합니다.

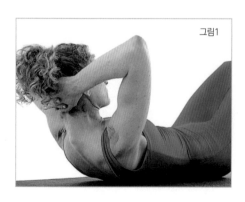

그림1

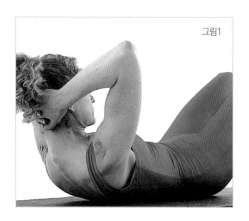
그림1

단단한 복근 만들기(Double Whammy)

그림1

＊이 동작은 앞의 복부 납작하게 만들기(Belly Blaster) 동작과 AB 블라스터(AB Blaster) 동작을 혼합한 것입니다. 준비 자세를 동일하게 시작합니다.

마시고 내쉬며 움직임을 동시에 진행합니다. 마시는 숨을 유지합니다. 그리고 나서 내쉬며 하복부를 더욱 가라앉히고 상체를 들어올려 늑골을 바닥에서 뗍니다. 내쉬면서 다시 상체를 내립니다. 하복부는 계속 쓰고 둔부는 편한 상태를 유지합니다. 오직 복부만 납작하게 만드는 것에 집중합니다. 10번 반복합니다.

복부지방 태우기(Breath of Fire)

그림1

＊발은 서로 평행이 되게 하고 고관절 아래 바로 오도록 위치합니다. 무릎을 구부리며 허리를 둥글게 말도록 합니다. 손바닥은 허벅지 위에 편하게 대고 팔꿈치는 바깥쪽을 향하게 합니다. 숨을 들이마십니다.

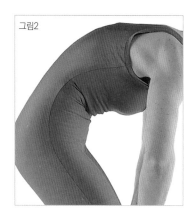
그림1

그림2

＊빠르게 그리고 박자감을 주면서 입으로 내쉬며 하복부를 척추 쪽으로 끌어올리듯이 힘을 줍니다. 복부를 빠르게 수축하는 힘으로 10번 반복합니다. 그리고 나서 숨을 들이마시면서 롤업하며 다시 선 자세로 돌아가서 휴식합니다. 다시 몸을 구부리며 롤다운하고 10번 빠르게 내쉬면서 복부를 수축합니다. 5세트에서 10세트 반복합니다.

MOVE

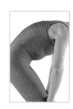

용어 정리(GLOSSARY)

각인시키기(Imprinting)
호흡 및 움직임을 사용하여 척추 마디 하나씩 도장 혹은 각인찍듯이 만드는 형태입니다.

걸을 때의 발(Foot 'on the walk')
발의 전체 무게가 앞발에서만 균형을 이루는 위치 – 발뒤꿈치가 바닥에서 들어 올려집니다.

견갑골을 뒷주머니에 꽂듯이 내림(Shoulder blades into your back pockets)
등 윗부분과 어깨의 안정성을 장려하는 이미지큐잉입니다. 마치 날개뼈가 등을 타고 청바지 뒷주머니로 이동하는 것을 시각화합니다.

고관절에서 뽑아 앉는 것처럼 하기(Sitting up out of your hips)
앉아 있는 동안 척추의 길이를 장려하는 이미지큐잉입니다. 처음에는 이러한 자세를 만들기 위해 단단한 베개 위에 앉을 필요가 있을지도 모릅니다. 머리 꼭대기로부터 골반을 통해 아래로 에너지를 보내는 것은 척추를 신장시키고 구부러지는 것을 예방할 것입니다. 앉아있는 자세에서 중립적인 척추를 만들기 위해 고관절에서 마치 다리를 뽑듯이 앉아 키가 커지듯이 앉습니다.

골반 벨트(Hip belt)
골반뼈 하나에서 다른 골반뼈까지 엉덩이에 낮게 걸쳐져 있는 상상의 벨트. 이 벨트를 조이는 것을 시각화하는 것은 당신이 숨을 내쉬면서 당신의 복횡근과 결합할 때 엉덩이뼈를 더 가깝게 끌어당길 것입니다.

골반저근(Pelvic floor muscles)
배뇨를 멈추거나 케겔 운동을 할 때 관여하는 깊은 내부 근육들입니다.

골반중립(Neutral pelvis)
골반중립은 가장 자연적으로 효율적인 정렬입니다. 그것은 아래로 집어넣거나 뒤로 아치형으로 구부리지도 않고 한쪽으로 기울지도 않습니다. 이 위치에서는 헤드라이트가 수평이 됩니다.

꼭두각시 줄(Marionette string)
척추 전체에 걸친 신장, 길어지는 것을 이미지화 한 형태입니다. 머리 꼭대기에서 천장까지 뻗은 끈을 머리에서 꼬리뼈까지 전체 척추를 따라 마치 줄이 매달린 것처럼 시각화합니다.

늑간근(Intercostal muscles)
각 늑골 사이를 대각선으로 달리는 근육(늑골, 가슴우리라고도 함). 늑간근은 당신이 숨을 쉴 때 늑골의 팽창과 수축을 조절하는 것을 돕습니다.

늑골이 들리는 상태(Popping the ribs)

늑골이 들리는 상태이며, 이런 경우 몸통의 안정성이 약해지고 군인자세(32쪽 참고)처럼 등이 지나치게 휘어질 수 있습니다.

마음의 눈(Inner eye)

신체에 대한 내적 자각이며, 예리한 눈을 사용하여 자세와 정렬 상태를 스캔합니다.

목이 길어지게 하기(Neck lengthened)

긴 목은 목의 자연적인 곡선을 유지하고 슬럼프와 함께 발생할 수 있는 척추의 압박을 상쇄시켜줍니다.

발평행(Parallel stance)

발, 발목, 무릎 그리고 다리가 엉덩이 관절 바로 아래에서 발가락이 앞을 향하도록 정렬되는 자세입니다. 대부분의 사람들은 양쪽 엄지발가락사이 평행한 자세로 10~15cm 정도 떨어져 있을 것입니다.

배꼽을 척추 쪽으로 보내기(Navel to spine)

배꼽이 척추 쪽으로 쏠리는 것을 상상할 때 복부 근육을 위로 그리고 안쪽으로 당기는 과정을 표현한 것입니다. 이것은 조셉 필라테스가 사용한 독창적인 이미지 큐잉입니다. 숨을 내쉬면서 배꼽에서 척추까지 수행하는 것은 몸통의 안정성을 높이고 파워하우스에서 나오는 중심적인 움직임을 용이하게 할 것입니다.

복부 가라앉히기(Scooping your abs)

마치 아이스크림을 떠내듯이 복부 근육의 가장 깊은 층을 위로 그리고 안쪽으로 끌어당겨 신체를 안정시키고 허리를 지지합니다. 이 큐잉은 신체의 중심에서 나오는 강력한 움직임을 돕고 배를 납작하게 만드는 것을 돕습니다.

복부에 힘이 빠짐(Pooched abs)

복부에 힘이 빠지게 되는 현상입니다. 약한 복근은 허리에 무리를 줄 수 있습니다.

삼각부위(Triangles)

몸통 전면을 가로질러 반대 대각선으로 달리는 내부 및 외부 사선 복근을 제안하는 이미지입니다. 두 개의 삼각형을 시각화합니다. 첫 번째 삼각형은 엉덩이뼈 사이의 수평선을 기준으로 사용하며 점은 배꼽에 닿습니다. 두 번째 삼각형은 역삼각형 형태로, 윗 꼭지점은 배꼽에도 닿지만, 아래 꼭지점은 늑골 케이지의 전면을 가로질러 수평으로 늘어납니다(40쪽 참조).
※참고: 비디오에서 저자는 이 삼각부위를 '조끼'라고 부릅니다.

스마일 근육(Smile muscles)

허벅지 뒤쪽이 골반 안으로 들어가는 엉덩이 밑부분의 근육입니다. 그들은 맞물릴 때 각각의 엉덩이 아래에 미소짓는 U자형을 형성합니다.

시선의 위치를 맞추기(Level your eyes)

양쪽 눈이 수평선상에 같이 위치하며 똑바로 앞으로 향하게 합니다. 눈을 수평으로 유지하는 것은 균형을 강화할 뿐만 아니라 목과 머리의 적절한 위치를 유지하는 데 도움이 될 것입니다.

신체와 정신의 연결(Body-mind connection)

몸의 움직임에 마음을 집중시키는 상태. 몸과 마음의 연결이 증가하면 무리 없이 깨끗하고 중앙에서 이동할 수 있습니다.

양방향 에너지(Two-way energy)

필라테스 운동에 사용되는 힘 혹은 에너지가 서로 대응하는 이미지입니다. 천장을 향해 머리의 왕관을 늘이되 바닥으로 발을 단단히 누르는 것은 양방향 에너지의 한 예입니다. 서로 반대쪽으로 대응하게 되며 신체에서 힘을 만들어 내는데, 이것은 여러분이 움직임을 통제하는데 집중하도록 도와줍니다.

지퍼를 잠그듯이 함(Zipper, zipping the lower abs)

아랫배를 위로 그리고 안쪽으로 당기는 이미지큐잉을 주며 치골 높이에서 시작하여 매우 꽉 끼는 청바지의 지퍼를 올리듯이 복부를 쓰는 것을 시각화합니다.

척추중립(Neutral spine)

자연스러운 곡선을 유지하는 균형 잡힌 척추를 말합니다. 필라테스는 당신이 당신의 중립적인 척추를 확인하고 성취하도록 격려합니다. 잘못 정렬된 척추는 과도한 스트레스, 피로, 고통 그리고 잠재적인 부상을 초래할 수 있는 보상 근육을 너무 열심히 일하게 합니다.

턱 기울기(Chin tucked)

턱을 기울이며 목 뒤의 근육을 연장시키고 앞으로 머리를 가진 사람들에게 좋은 스트레칭을 제공할 수 있습니다. 하지만, 100초 동안 숨을 쉬거나(96쪽 참조) 상체를 바닥에서 위로 굴리는 다른 운동을 할 때는 턱을 구부린 자세를 피하세요.

파워하우스(Powerhouse)

배꼽 바로 아래, 당신의 몸의 중심에 있는 힘의 띠라고 볼 수 있습니다. 파워하우스를 쓴다는 것은 아랫배, 골반 저근 그리고 스마일 근육을 쓰는 것입니다.

필라테스 스탠스(Pilates stance)

필라테스 V 포지션이라고도 하는 이 자세는 둔부 소켓에서 시작하여 허벅지가 바깥쪽으로 약간 회전하는 위치입니다. 이 자세로 서 있을 때, 발뒤꿈치는 함께 누르고 발가락은 45도 각도로 바깥쪽을 향합니다. 필라테스 자세로 헌드레드 호흡을 할 때 자세는 같지만, 발등은 폅니다.

헤드라이트(Headlights)

골반뼈 앞쪽에서 비쳐 나오는 상상의 헤드라이트. 이러한 헤드라이트를 시각화하면 헤드라이트가 정면으로 비추고 중립 골반 위치에 도달할 때까지 골반을 구부리고 아치형으로 만들 수 있습니다.

흠흠, 후후(Sniff, sniff, blow, blow)

빠르고 정확한 움직임과 함께 사용되는 리드미컬한 호흡 패턴입니다. 숨을 들이쉬기 위해 코로 두 번 연이어 호흡을 하고, 내쉬기 위해 입으로 두 번 연이어 박자감 있는 호흡을 합니다. 숨쉬는 동안 소리 내는 것을 두려워하지 마세요!

찾아보기(INDEX)

밑줄은 갈색으로 된 본문 박스에 있는 내용이며, **볼드**는 동작을 나타낸 사진을 의미합니다.

(예) Cat 고양이 자세 | 56, **56**, <u>58</u>

'고양이 자세'에 관한 **내용**이 56쪽에 있으며, 56쪽에 고양이 자세 **사진**이,

58쪽 **갈색 박스**에 고양이 자세에 관한 내용이 또 있다는 뜻입니다.

질리언 헤셀(Jillian Hessel)

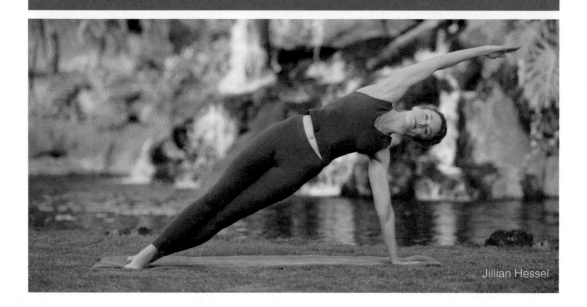

Jillian Hessel

1981년부터 필라테스를 지도하고 있는 질리언 헤셀은 하이브리드 마스터라고도 부릅니다. 조셉 필라테스의 직속인 1세대 제자들에게 지도를 받고 같이 작업도 했습니다. 그녀의 멘토는 케시 그란트(Kathy Grant), 캐롤라 트리어(Carola Trier), 론 플렛쳐(Ron Fletcher)였습니다. 이브 젠트리(Eve Gentry), 로마나 크라이자노브스카(Romana Kryzanowska), 로리타 산 미구엘(Lolita San Miguel), 메리 보웬(Mary Bowen)등의 1세대 제자들을 만난 것도 역시 그녀에게 행운이었습니다.

은퇴한 발레 무용수인 그녀는 무용의 대가인 조지 발란신(George Balanchine)과 함께 일할 수 있는 특권을 누렸고 현대 무용의 선구자 마사 그레이엄(Martha Graham)에게 함께 수업을 들었습니다. 질리언은 필라테스 학생들에게 자신이 경험한 아이엔가르(Iyengar) 요가의 열정적인 교훈도

전달하고 있습니다. 필라테스 커뮤니티에서, 그녀는 간결한 언어 지도법과 매우 분명한 이미지 큐잉을 지도하는 것으로 알려져 있습니다. 질리언은 필라테스 베이직의 집필 외에도 필라테스 스타일 매거진, IDEA 필라테스 투데이등에 다양한 온라인 기사를 많이 게재했습니다.

그녀는 자신의 프로그램을 통해 수많은 필라테스 강사들을 멘토링하고 있으며, DVD와 웹사이트를 통해 꾸준히 교육프로그램을 제공하고 있습니다. 유투브와 필라테스 애니타임(Pilatesanytime.com)같은 온라인 교육을 통해 그녀의 수업을 들을 수 있습니다.

www.jillianhessel.com
studio@jillianhessel.com
으로 그녀를 만나보세요.

역자 임은주

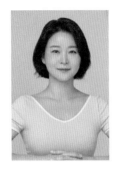

한국체육대학교 건강교육학과 박사
미국 필라테스 전문지도자(National Certified Pilates Teacher, NCPT)
독일 시셀 스파인피터 마스터 트레이너(SPINEFITTER Master Trainer)
미국 스포츠의학회 퍼스널 트레이너(American College of Medicine, ACSM-CPT)
미국 스포츠의학회 암재활운동전문가(American College of Medicine, ACSM/ACS-CET)
미국필라테스연맹(Pilates Methods Alliance) 필라테스 전문강사 정회원
국내 최초 미국필라테스연맹(Pilates Methods Alliance, PMA) 강연발표
국내 최다 미국필라테스연맹(Pilates Methods Alliance, PMA) 학술발표

필라테스 베이직

© 글로벌콘텐츠, 2023

1판 1쇄 인쇄__2023년 07월 01일
1판 1쇄 발행__2023년 07월 10일

지은이__Jillian Hessel
옮긴이__임은주
펴낸이__홍정표
펴낸곳__글로벌콘텐츠
　　　　등록__제25100-2008-000024호

공급처__(주)글로벌콘텐츠출판그룹
　　　　대표_홍정표　이사_김미미　편집_임세원 강민욱 백승민 권군오　기획·마케팅__이종훈 홍민지
　　　　주소__서울특별시 강동구 풍성로 87-6
　　　　전화__02) 488-3280　팩스__02) 488-3281
　　　　홈페이지__http://www.gcbook.co.kr
　　　　이메일__edit@gcbook.co.kr

값 20,000원
ISBN 979-11-5852-392-3　13510